健康を脅かす電磁波

荻野 晃也 著

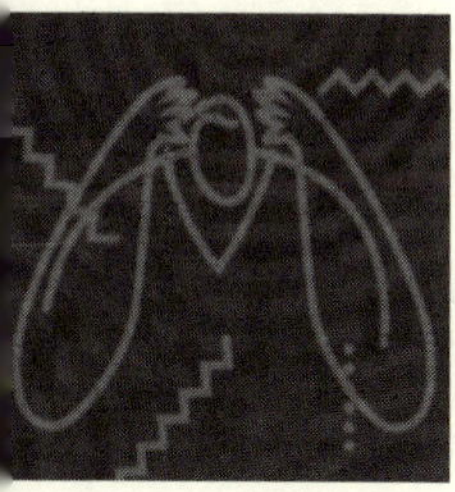

緑風出版

はじめに

最近になって、電磁波の危険性を示す論文が増えてきました。その中で、私が一番関心を持ったのは、母親が電磁波被曝した場合の子どもへの影響を示す論文でした。

以前から、父親の被曝によって、子どもに悪影響が現れるという疫学研究はいくつも発表されていました。有名なのは、一九八五年のスピッツ論文（米）です。電気技師の父親から生まれた子どもの神経系腫瘍《しゅよう》（脳腫瘍の一種です）が、実に一一・七五倍に増加しているというものでした。

それ以来、親の被曝によってどんな影響が子どもに及ぶのかに関心を持っていたのです。ところが一九九五年になって、二つの論文が発表されました。一つはリバード論文（カナダ）で、「妊娠中に自宅でミシン仕事などの内職をしていた母親から生まれた子どもの白血病が五・七八倍に増加している」というものでした。もう一つの論文は、リー論文（米）で、「妊娠初期の三カ月間を電気毛布を使用していた母親から生まれた子どもには、先天性尿道異常が一〇倍にもなっている」というものでした。

親の不注意による電磁波被曝によって、子どもに悪影響が及ぶなんて、信じたくない思いになります。しかし、電磁波問題は、そんな私たちの願いを無視するように、悪影響がありそうだという論文が増えているのです。

母親が被曝することによる影響が子どもにあらわれるのなら、胎児《たいじ》に何らかの影響を与えていることになります。親が電磁波に被曝する職業の場合には、「生まれて来る子どもに女の子が多い」という話はアチコチで聞くものですから、私も本当かどうか調べてみました。そのような研究は一三件もあるのですが、「男の子の方が少し多い」という論文はたったの一件でした。一九九六年のイエメンの論文では、「出産男児八人に対して女児が何と五四人にもなっている」というのですから驚いてしまいます。男親が電力施設に働いている場合の調査結果でした。女の子が多く生まれるということは、「男の子が流産している」ことになります。「そんなことがあるはずがない」と私は思いたいのですが、この日本では男の子の流産死が急増加していることが明らかになって来ています。

それも電磁波による影響には、白血病・脳腫瘍・乳ガン・肺ガン・アルツハイマー病などが報告されています。ノイローゼや自殺とも関係があるのではないかとまでいわれています。にもかかわらず、二〇〇八年一二月末には、日本の携帯電話（PHSを含む）は一億一〇一〇万台と一億一〇〇〇万台を超えました。ここ一〇年で急増加して来ています。子どもまでが使っているのに私は危機感を持っています。

環境や子どもを大切にすることで有名なスウェーデン政府は、一九九二年末からは送電線などの電磁波は「悪影響がある」と判断して行動を開始しています。スイスやイタリアでは厳しい規準値を作り始めています。

　ところが、先進国でこの日本ほど電磁波問題の知られていない国は珍しいのです。悪影響が証明されてから、私たちは行動するのでは遅すぎます。私たち親には、自分の家庭を守り、子どもの生命を守る責任があるのです。そんな思いを込めて、この本を書きました。一九九五年に初版を出版した『あなたを脅かす電磁波』と題する本を全面的に書き直したものです。皆さんの疑問に少しでも参考になることを祈っております。

目次　健康を脅かす電磁波

はじめに　3

I　電磁波と健康　13

1　電磁波とは何か　14

◉電磁波の種類　16
◉電磁波と細胞　18
◉生物にも磁石がある　23
◉脳内ホルモンである「メラトニン」と発ガン　25
◉電磁波問題をめぐる動き　26

2　低周波電磁波の人体に及ぼす影響　38

◉電磁波と小児ガン　38
◉ワルトハイマー論文の影響　41
◉ザビィッツ論文がワルトハイマー論文を裏付ける　44
◉カロリンスカ報告　45
◉少ない「影響なし」とする論文　48
◉驚くべき日本の研究結果　55
◉親の被曝による子どもへの影響　58
◉職業電磁波被曝　61

3 高周波電磁波の人体に及ぼす影響 68
◉レーダーなどの人体影響 68
◉ラジオ・テレビ・携帯電話のタワーと人体影響 72
◉携帯電話による人体影響 76
◉レフレックス報告 82

II 電磁波の強度と測定方法 87

◉電磁波の強度（高周波の場合） 88
◉電磁波の強度（低周波の場合） 92
◉測定方法 96
◉市販されている測定器 102
1 電磁場の種類・103／2 周波数の範囲・104／3 感度について・105／4 一軸か三軸か・106／5 デジタルかアナログか・106／6 その他・107
◉測定を依頼する場合 108

III 携帯電話・タワーの電磁波 113

◉携帯電話 114
◉PHS、コードレス 123

◉有線電話・FAX　126
◉携帯電話タワー　127
◉PHSアンテナ　134
◉ラジオ・テレビのタワー　134
◉パラボラ・アンテナ　137
◉無線アンテナ　138

Ⅳ　電気製品・送電線の電磁波

◉家庭電気製品　144
電気毛布・電気カーペット・144／蛍光灯・白熱灯・150／ミキサー、掃除機、扇風機・152／冷蔵庫・152／電気時計・153／テレビ・154／電子レンジ・156／ヘアドライヤー、電気シェイバー、カールアイロン・157／電気缶切り・トースター・159／コタツ・159／エアコン・160／炊飯器・161／電力メーター・電源ブレーカー・家庭内配線・162／電気ミシン・163／CDラジカセ、ステレオ・164／ウオークマンなど・165／VDT・165／ワープロ・169／電子オルガン・170／自動車・170／電車・171
◉「オール電化」の問題点　173
「オール電化」と「エネルギー問題」・173／海外の「オール電化」問題・175／「電磁調理器（IHクッキング・ヒーター）」・177／「床暖房」・180／「電気温水器」（エコキュート）・182／「オール電化」問題の今後・183／まとめ・185
◉電力設備など　187

送電線・187／変電所・192／配電線・電灯線・194／地下送（配）電線・地下変電所198

V　私たちに何ができるのか？

◉携帯電話からの電磁波被曝を少なくする方法　204
1　SAR値（エネルギー吸収比）の低い製品を選ぶ・204／2　イヤーホンを使用すること・206／3　携帯電話タワーの位置を考えること・208／4　長時間の使用を避けること・209
◉タワーからの電磁波被曝を少なくする方法　210
1　民家から離して建設すること・210／2　建設後の設計変更を認めないこと・211／3　タワーの見えない部屋で生活するように心がけること・212／4　高周波シールド材を探すこと・212／5　その他・213
◉電気製品からの電磁波被曝を少なくする方法　213
1　電磁波漏洩の少ない製品を選ぶ・214／2　発生源から離れること・216／3　被曝時間を短くすること・216
◉電力施設からの電磁波被曝を少なくする方法　218
1　社会的に電磁波低減計画を作ること・219／2　アウタルキー思想で考えること・221／3　エネルギー使用を減らすこと・223／4　「予防原則」思想を基本に考えよう・225
◉電磁波のシールド　228
1　高周波発生源からの電磁波シールド・228／2　送電線・配電線からの電磁波シールド・229／3　家庭内の配線からの電磁波のシールド・230／4　使用している電気製品からのシールド・231／5　アース線からのシールド・232／6　シールド材・233

●電磁波関連健康グッズ　235
[1] 健康グッズ・238／[2] 防護グッズ・240／[3] 応用グッズ・241

VI　電磁波被曝防護の規制は？

●オーストラリア　250
●イタリア　252
●スイス　253
●スウェーデン　254
●イギリス　255
●旧ソ連など　256
●アメリカ　257
●日本　260
●ドイツ　263
●その他　263
おわりに　266
主な参考文献　271

［コラム］
1　電場・磁場と電界・磁界　35／2　電磁波の窓効果　36／3　レーダー　36／4　ホルモンとガン　66／5　疫学研究とメカニズム　66／6　子どもの携帯電話使用　67／7　放射線防護計測委員会（NCRP）・八九—三小委員会報告書（ドラフト）　83／8　電磁波過敏症　84／9　「電磁波問題全国ネットワーク」と「電磁波問題市民研究会」など　111／10　サイクルとヘルツ（Hz）　112／11　携帯電話からの電磁波障害　140／12　無線技術研究所とカーロ博士　141／13　AT車・ロボット暴走　186／14　モスクワ・シグナル事件　201／15　世界保健機関（WHO）の動き　202／16　米国物理学会声明の問題点　265

I　電磁波と健康

1　電磁波とは何か

送電線・変電所・配電線などの電力施設や家庭の電気製品などから漏洩《ろうえい》してくる交流《こうりゅう》の低周波電磁波が、私たちの健康に悪い影響を与えるのではないかと言われ始めたのは二〇年程前からです。そのような問題が議論されている間に、急増加して来たのが携帯電話でした。マイクロ波と呼ばれる高周波電磁波を使用するのですが、二〇〇八年には世界中での普及台数が三〇億台にもなると考えられているほどです。日本では二〇〇七年一月末に一億台を超え、二〇〇八年末では一億一〇〇〇万台を越えて、普及率も八六％に達しています。売れ行きが頭打ちになっていることもあって、携帯電話会社は、使用率の低い小学生をねらった商戦に突入しています。登下校中の小学生をねらう犯罪が増えていることを宣伝に利用した、かわいらしい携帯電話（キッズ・ケータイ）が店頭に並んでいます。

電磁波といっても何のことかよくわからないかも知れませんが、電気のあるところには常に存在している太陽の光の仲間です。原発事故でよく話題になる放射能から放出されるガンマ線という放射線も、レントゲン撮影で使用されるエックス線も、電磁波の仲間です。

太陽光よりもエネルギーの高い電磁波のことを「電離放射線《でんりほうしゃせん》」というのですが、物質（人間の身体も含めて）を作っている分子や原子に含まれる電子をはねとばすほど（その現象を「電離」といいます）エネルギーが高いからです。日本ではその様な「電離放射線」を「放射線」と定義しています。これらの電磁波はエネルギーが大変強いために、細胞や遺伝子などの分子や原子をバラバラにしてしまって、その結果として発ガンの原因になったりするわけです（図1－1）。

一方、太陽光よりもエネルギーの低い電磁波を大体「電波」と定義していて、電離効果を示さないことから、「非電離放射線」とも呼んでいます。日本では、一般に電磁波という時は、この電波のことを指すことが多いようです。

ガンマ線などで白血病などのガンにかかり易くなるということは、広島・長崎の被曝者の例からも明らかになってきているのですが、おなじ放射線の仲間である「電磁波」によって、小児白血病などが増加するという話が広く知られ始めたのはつい最近のことなのです。

広島の被曝者の方々に、白血病が増え始めたのは、被曝後五～六年が経過してからでした。一〇年後には最大となり、その後は、急激に減少しました。現在では腸ガンなどが増えているようです。白血病が四倍に増加しているのは、大人の被曝者の方で、爆心地から一・五キロメートル付近に住んでいた人たちでした。白血病の増加率が何倍であるかということは大変に重要な意味があるのです。

また欧米では、送電線や携帯電話によって白血病や脳腫瘍になったという訴訟が相次いでいますが、一九七九年に最初の論文が発表されて以来、関連性を示す論文が多くなってきたからです。

米国・フロリダ州で、小学校近くの送電線を撤去するよう訴訟が起こされたのは一九八五年でしたが、この訴訟は住民の勝利に終わりました。このような訴訟が米国では一〇〇件を上回ったそうですが、日本ではほとんどありませんでした。送電線などの危険性が報道されることがなかったからです。

◉電磁波の種類

電磁波といってもいろいろな種類のものがありますが、この本では「電波」領域のものを電磁波と呼ぶことにします。私たちが一般に家庭で使用している電気製品の内で、エネルギーの一番高い電磁波を放射するものは電子レンジで、周波数は二四・五億サイクルです。周波数というのは、一秒間にどれだけ繰り返しをする電磁波であるかを示す数値です。正しくは、ヘルツ（Hz）と呼ぶのですが、ここではサイクルで統一することにしました。

周波数の高いものには、電子レンジよりも周波数の低い携帯電話・ＰＨＳの九億〜二〇億サイクルがありますが、これらの高周波の電磁波をマイクロ波と呼んでいます。それよりも低いものにはテレビ波やラジオ波があります。

図1-1　電磁波の種類

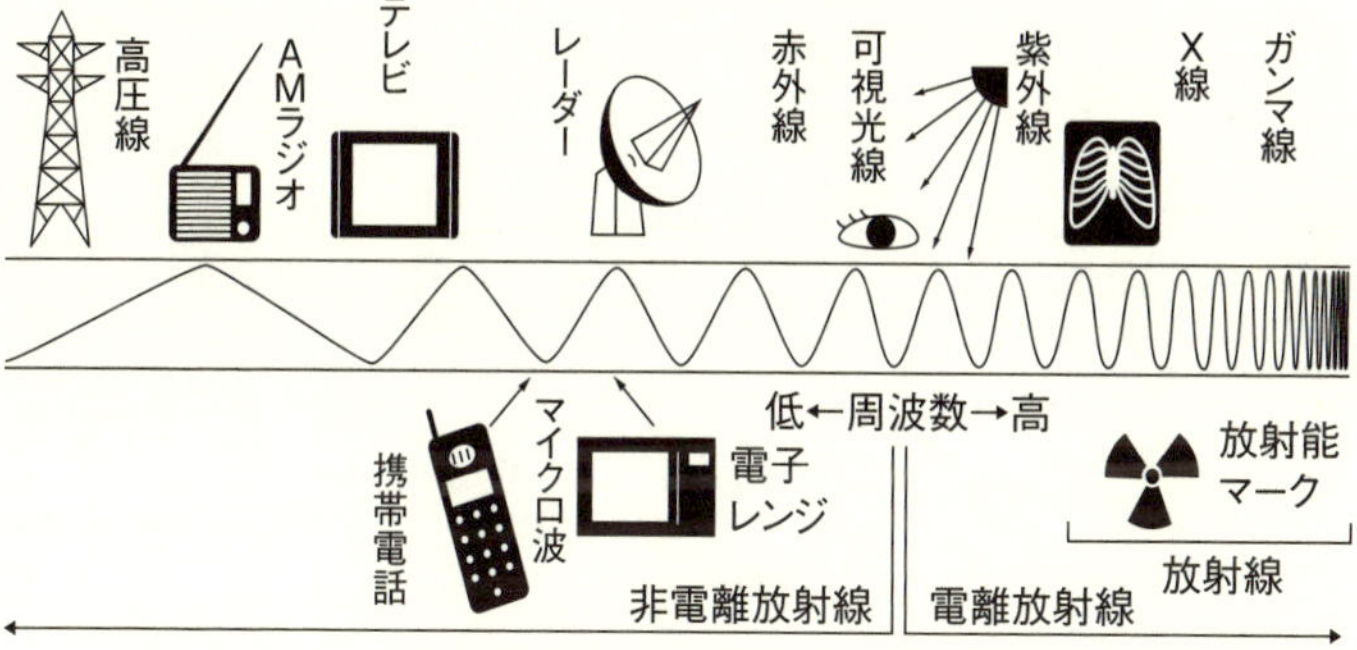

更に低い数万サイクルの電磁波を利用しているのが電磁調理器（ＩＨクッキング・ヒーター）です。点灯管式の蛍光灯は五〇または六〇サイクルだったのですが、最近になって主流になって来ているインバータ式では数十万サイクルが使用されています。残りの電化製品のほとんどは六〇ないしは五〇サイクルの低い周波数のものです。

私たちの使用している電気の周波数は、関西などの日本の西部では六〇サイクル、東京などの東部では五〇サイクルの交流の電気が電線から配電されていますが、勿論そのような電線からも低周波の電磁波が電線の外部へ漏洩してきます。

電磁波の影響には、電場（電界）と磁場（磁界）の効果があるのですが、人体への影響でいま一番問題になっているのが、磁場それも交流磁場の方なのです（コラム1、三五頁参照）。電場はクッキング・ホイル一枚でも止めることはできるのですが、磁場はコンクリートも突き抜けてしまいます。それだからこそ、私たちの身の回りにたくさんある電気製品から漏洩している電磁波がいま問題になっているわけです。

◉電磁波と細胞

一九七五年のことです。米国カリフォルニア大学・脳研究所長のエイディ博士らが、「一六サイクル周辺の変調電磁波をニワトリの脳細胞に照射すると、細胞内からカルシウム・イオンが抜けでてくる」という予想もしない事実を発見しました。世界中の科学者が追試をしましたが同じ結果でした。高周波の電磁波に低周波を混ぜることを変調というのです。変調のことを英語でモジュレーション（Modulation）といいます。電波の波の大きさ（Amplitude）を変調した放送技術をAM放送、周波数（Frequency）を変調した放送技術をFM放送といっています。

五〇、六〇サイクルの電磁波でも同じ現象が確認されているのですが、面白いことに五五、六五サイクルでは漏洩が少なくなるそうです。磁場の強さとの関係をブラックマン（米）が調べていますので、その一例を紹介しましょう。

図1-2の黒丸が、統計的に有意にカルシウム漏洩が見出される条件で、白角は統計的に有意ではなかった場合です。一六サイクルの場合には、〇・一ミリガウスあたりでもカルシウムの漏洩が生じていることを示しています。この原因は今なお明らかにはなっていませんが、地球にある静磁場との相関で生じるサイクロトロン共鳴という現象によるのではないかという説

図 1-2

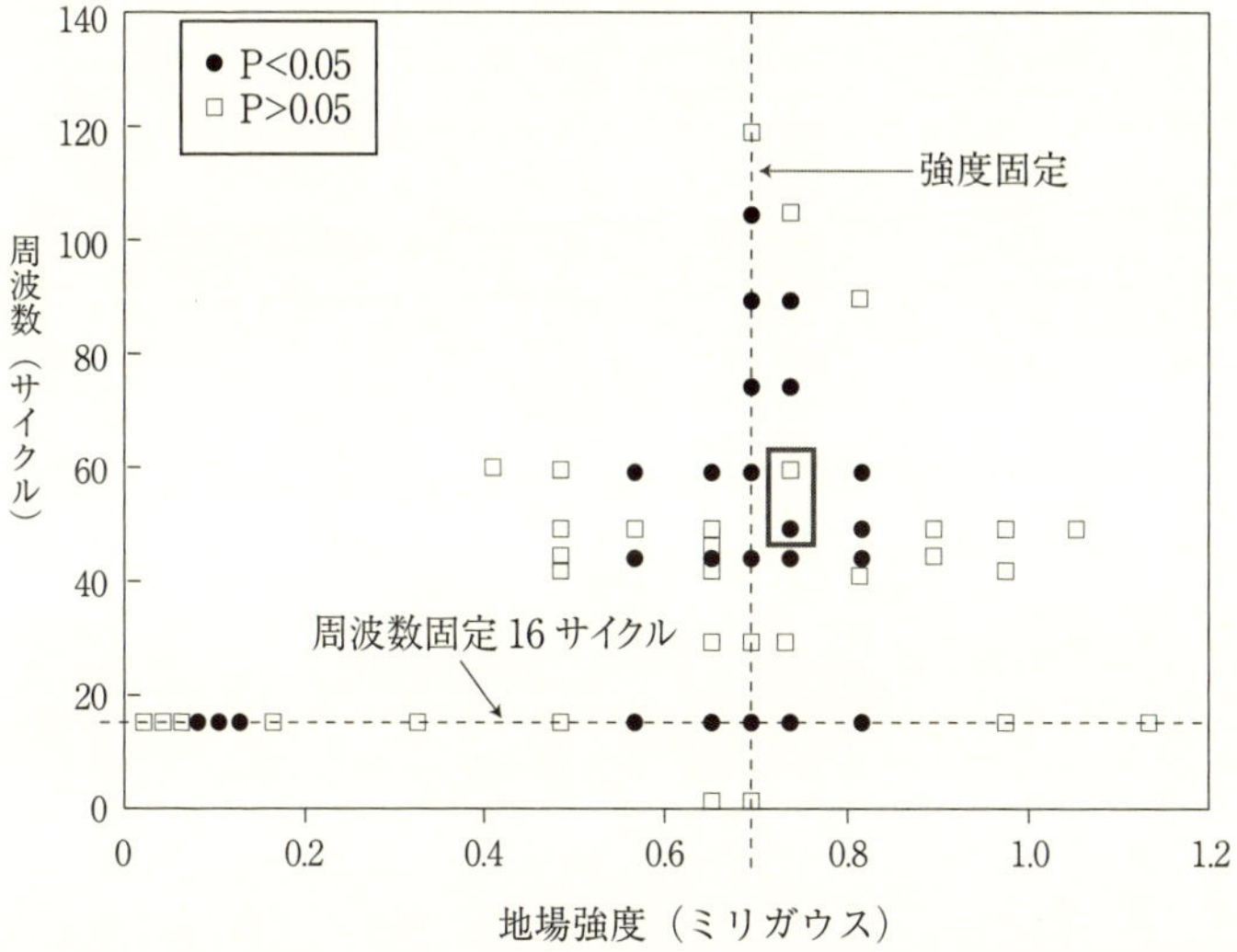

が一番有力です。いずれにしろ電磁波の生物効果は、どうも特異な選択性を示すようだと言われることになり、このような現象を「窓効果」と呼ぶようになりました（コラム2、三六頁参照）。

「窓効果」が存在するということは、電磁波と生物の関係を確認することを大変複雑にしています。例えば、関東と関西の電気の周波数を五五サイクルに統一すれば、カルシウム・イオンの漏洩という現象は少なくなるでしょうが、別の問題が発生するかもしれないからです。

カルシウムの漏洩現象が、周波数と深い関連があるかもしれないことを示す面白い研究もあります。これもブラックマン博士の研究なのですが、ニワトリの卵を一〇ボルト／mの六〇サイクルの電場下で孵化《ふか》さ

表1-1　卵と脳への連続照射した場合のカルシウム漏洩

実験	卵の被曝サイクル	脳の被曝サイクル	カルシウム漏洩比（平均）	誤差	数（匹）
1	50	50	1.025	0.032	36
		60	0.958	0.035	36
	60	50	**1.395**	0.067	36
		60	1.059	0.037	36
2	50	50	1.005	0.047	40
		60	1.038	0.029	40
	60	50	**1.448**	0.052	40
		60	1.032	0.032	40

せた後で、ヒヨコの脳細胞に今度は五〇サイクルの一〇ボルト／mの電場をかけてやると、カルシウム漏洩が急増するとの研究です。上の表（表1－1）に示しましたが、太字で示したように漏洩比が四割も増加していることがわかります。先進国の中で六〇サイクルと五〇サイクルを共に使用しているのは、この日本ぐらいですから、このような現象がニワトリではなくて、人間にもおきているとすれば大変です。

生命は太陽の光のおかげで誕生・進化したといわれています。しかし、この地球上に住む私たちに降り注いでいる電磁波は、何も太陽光線だけではありません。ここで問題にしているような低周波の電磁波も充満しているのです。この電磁波のことをシューマン共振・電磁波といっています。

その電磁波で強いピークになっている周波数は、七・八、一四・一、二〇・三、二六・四、三二・五サイクルのところにあります（図1－3）。地球の大きさとうまく共鳴した電磁波が消えることなく、この地球表面に充満して定在しているわけです。生命が誕生したと言われている前カンブリア紀に

図1-3　シューマン共振と脳波(人間)との関係

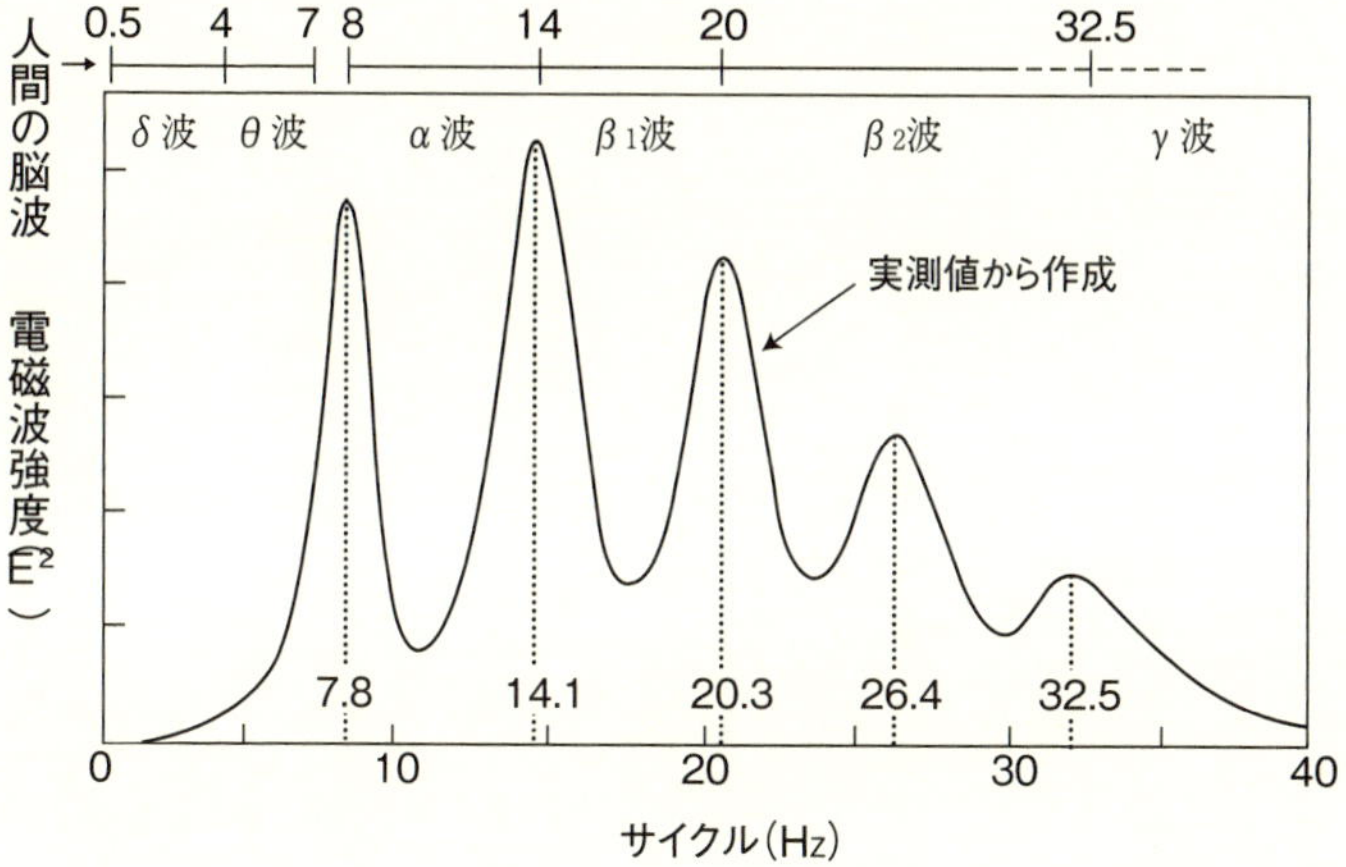

は、雷雨や噴火などが激しく、低周波の電磁波も強かったと思われることから、シューマン共振・電磁波と太陽の光とで生命が誕生したのではないだろうかという学説もあるくらいです。

それを裏づけていると思われる現象の一つが、人間の脳波との類似です。人間の脳からは微弱な電磁波が出ており、それを脳波と呼んでいることはご存知だと思います。人間は、睡眠するとシータ（θ）波・デルタ（δ）波を出しますが、その周波数は七サイクル以下です。目を覚まして起き始めるとアルファー（α）波（八～一四サイクル）、さらにベータ一（β1）波（一四～二〇サイクル）、ベータ二（β2）波（二〇～平均で三二・五前後）、さらにガンマー（γ）波を出すことが知られています。シューマン共振・周波数と脳波との対応に驚くのは私ばかりではないでしょう。

このシューマン共振電磁波は、太陽光線・宇宙線・地震などでも発生しているのですが、一番強いのが雷です。この地球上には一秒間に約一〇〇個の雷が落ちているそうです。それらから出て来た電磁波が地球と共振して定在しているというわけです。生命誕生の当初は強かったと思われているこのシューマン共振・電磁波も、現在ではとても弱くなってはいるのですが、それでも〇・一ピコワット／㎠程度だとのことです。一マイクロワット／㎠の一〇〇〇万分の一であり、電場強度で言えば、〇・六ミリボルト／mに相当します。

東京電気通信大学の鈴木教授の実験によれば、八～一二サイクルの光パルスを水槽の金魚に照射したところ、「金魚が仮死状態になってしまった」ということです。実験をしていた学生までが気分が悪くなったとか。『低周波公害のはなし』（汐見文隆・著）によると、「低周波の振動や騒音で苦しむ人の一番多い周波数は一六サイクル」だそうです。電磁波のみならず、騒音も振動も極超低周波が人間に悪い影響を与えているのではないでしょうか。ポケモン事件（一九九七年一二月に発生）では画面のチカチカが一五サイクルの時に一番大きな影響を与えています。とにかく、五～四〇サイクルといったシューマン共振・電磁波の周辺にはとても問題がありそうです。

しかし一方、その様な電磁波を生物は長い間経験してきているのですが、四〇以上の五〇とか六〇サイクルとかの電磁波は生命誕生以来まったく経験していないのです。そのような未経験周波数の電磁波を私たちはいま多量に被曝し始めているのですから、人類にとって「本当に大丈夫なのか」といった心配が起き始めて当然です。
現在「電磁波とガンとの関係」が完全に証明されたというわけではありませんが、多くの研究が危険性を示しています。それだからこそ、スウェーデンは「危険だ」と判断して一九九三年からは、いろいろな電磁波低減対策などを立てているわけです。明らかになってから行動するのでは遅すぎることは言うまでもありません。残念なことですが、政府はもちろんのことマスコミも報道しないこの日本の状況は、いまに始まったことではありませんので、自分たちで身を守ることが大切なのです。

◉生物にも磁石がある

生物の身体にも、小さな磁石があることをご存知でしょうか。

図1-4 走磁性細菌の図

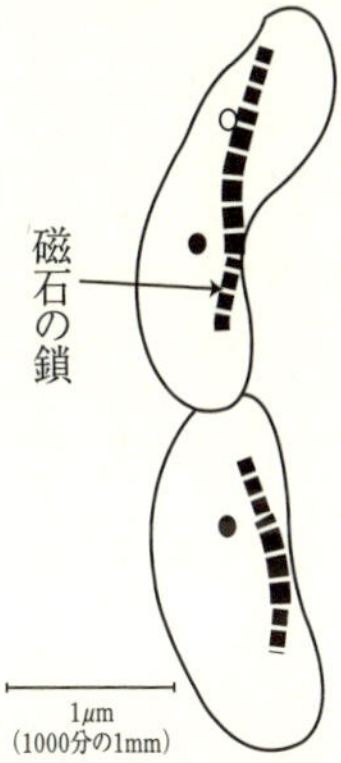

一九七五年のことです。マサチューセッツ工科大学の学生ブレークモアが不思議な現象に気付きました。シャーレの中に海底の泥を入れ、その中のバクテリアを顕微鏡で観測していた時のことです。そのうちに、いつも窓の方向へ泳いでいるバクテリアに気付いたのでした。最初は光の方向に泳ぐ向光性の性質なんだろ

うと思っていたのですが、部屋が暗くなり、部屋の明かりを付けても窓の方向に泳ぐのです。不思議に思って、小さな磁石を近づけたところ、向きが変わったのでした。窓の方向が北向きだったのです。走磁性バクテリアの最初の発見でした（図1-4）。身体の中に小さな磁石が幾つも鎖のように並んでいて、それで北方向に泳ぐことがわかりました。マグネタイトという磁鉄鉱の鎖が身体の中にあったのです。このマグネタイトの小片は、磁石としては最小の大きさのもので、これを半分にすると、もう磁石の性質を示しません。地球の南半球には、逆に南方向に泳ぐバクテリアが見つかっています。沼などにもいるのですが、地球の地磁気の方向が水平よりも少し下方向を向いていますので、それを検知して泥の中へもぐり込んで身を守る性質を持っているというわけです。

伝書バトや蜜蜂などがどうして自分の巣へ帰れるのかは、長い間の疑問でしたから、この走磁性バクテリアの発見は大変な関心を呼んだのでした。きっとそれらの動物にも磁石があるはずだと思った研究者が多かったのです。ちょうどその頃に、スキッド（ＳＱＵＩＤ）という微弱な磁場を高感度で測定する機械も登場してきたので、その装置を使用しながら、各国でこの分野の研究が行われ始めました。それでも、哺乳動物などから磁石を見つけるのは、たいへん困難だったのですが、一九八〇年前後から、次々に発見されてきました。伝書バト、蜜蜂、サケ、イルカ、アユ、ウナギ、渡り鳥などです。

そこで人間にもあるのではないかということで調査が行われたのですが、なかなか発見できませんでしたが、一九九二年になって、カリフォルニア大学のカーシュビンク博士らによって人間の脳にも発見されたのです。脳組織一グラム中に平均して五〇ナノグラム（ナノグラムは一グラムの一〇億分の一の単位です）の存在比でした。白血病などと関係のあるリンパ系の脳内組織には一五〇ナノグラムと多いようだということも、一九九三年秋に京都で開催された国際会議で博士が発表しています。そして、白血病や脳腫瘍などは、この磁石が扉の役目をしていて、ホルモンや免疫機構をコントロールしているからではないかという説を博士は発表していました。その報告発表の際の最後のカラースライドを私はいまもよく覚えています。運動場でサッカーをしている子どもたちのスライドの真中に、黄色の文字で「電磁場と小児ガン」と大きく書かれていたからです。そして、電磁場下で小児ガンが多いのは、「脳内のマグネタイトが原因ではないか」と発表したのです。

◉脳内ホルモンである「メラトニン」と発ガン

脳内にはいろいろなホルモンがありますが、その中でも電磁波被曝に関係のあるホルモンとして、メラトニン、セロトニン、ドーパミンをあげることができます。その中でも一番関心が寄せられているのが「メラトニン」です。脳の下部にある「松果体《しょうかたい》」という松ボックリのような形をした小さな組織から分泌されていて、そのホルモンの重要性がわかって来たのは、九〇年代になってからです。「第三の目」と言われている松果体には、光を感ずるタンパク質も発見されていますから、進化とも関連がある可能性があります。睡眠をコントロールするホルモンなのですが、身体が酸化するのを防ぐ抗酸化力の強い性質もあります。それ以外にも、ストレス抑制、自殺防止、ガン抑制、エイズ進行防止、老化防止などの効用もあるようだとして、欧米では大人気になっています。

一ミリガウス以下の磁場被曝でメラトニンが減少し、それとともに卵巣ホルモンが増加し、「乳ガンになる」のではないかとも言われていて、乳ガンの多い欧米の女性にメラトニンの人気が高い原因にもなっています。メラトニンは胎内のフリーラジカルを防止する抗酸化力もありますから、その効果としてガンの増加を抑制している可能性も高く、現在のところでは、「電磁波被曝のガン原因説」の中では、もっとも強い説の一つになっています（コラム4、六六頁参照）。それを裏付けるような研究も、二〇〇一年に、日本の国立環境研究所から発表されています。

◉電磁波問題をめぐる動き

マイクロ波などの高周波電磁波の危険性は、レーダー装置が開発された一九四〇年代から問題になってきていました。第二次世界大戦時に、日本軍がマイクロ波を殺人光線として開発していたことも有名な話です。朝永振一郎博士などの物理学者が研究に協力していました（コラム3、三六頁参照）。戦後になって、レーダーの前を通り過ぎた人が死亡したとか、レーダーで白内障になり易いようだとかいった報告などで、日本を除く先進各国がこの領域の電磁波規制を開始したのでした。しかし、最近になって特に問題になってきたのが、携帯電話の高周波や六〇サイクルといった低周波電磁波のことなのです。

そもそも、低周波の交流電気を使用し始めたのは一九世紀の終わり頃からですから、一〇〇年以上も前のことです。一九一〇年頃になって、五〇や六〇サイクルの周波数の交流電気が効率がよく安価であること、照明のちらつきが無いことなどの理由で決定されました。生物への影響という視点など全くありませんでした。

たった一つの安全論争は、それ以前に行われた、エジソンと弟子のテスラとの間の論争でした。エジソンは直流電気を支持したのですが、交流電気に負けてしまい、晩年のエジソンは破産して惨めだったようです。エジソンは「交流電気は人間に悪い影響を与える」という主張をして、多くの動物を実験で殺したのですが、その延長として電気イスまでも発明しました。しかし、効率のよい安価な電気を求める人たちに敗れてしまったのです。ひょっとすると、エジソンは低周波の電磁波の悪影響のことを経験していたのかも知れません。

一九八〇年代になり、送電線やＶＤＴ（コンピュータ用のテレビのような端末機器のこと）から漏洩する電磁波のことが、欧米を中心として話題になり始めました。一九七九年に発表された

「配電線近くで小児白血病の増加率が約三倍」という米国・ワルトハイマー博士らの論文や、VDT作業している女性に流産が多いようだという報告が相次いだことも原因でした。しかし、日本ではほとんど報道されませんでしたから、一般には全く知られていないのですが、欧米では大変な問題になっていました。

現在、日本では通産省と電力会社が日本縦断の一〇〇万ボルトの超高圧送電線網の建設に必死になっています。最後の送電線網となるだろうと考えているそうです。二〇〇六年一〇月までに発表されている「小児ガン」の増加率を示す疫学研究リストを資料1（五〇頁参照）に載せました。そのうちに既設の五〇万ボルトの送電線も一〇〇万ボルトに切り換えられることでしょう。変電所などを含めた送配電線網の建設費用は年間で二兆円を越えているのですから、電力会社の意気込みがわかるというものです。そのためもあって、「送電線からの電磁波は問題にならないくらい低い」と大宣伝をしているわけです。

それが、最近になって各地で送電線・変電所反対の住民運動が勃発している最大の理由でもあります。自治体を抱き込んでの電力会社の慌てぶりは、逆に言えば、電力会社自身が「電磁波が問題だ」ということを知っているからなのではないでしょうか。そうでなければ、もっと住民と話し合いをして、納得を得て建設ができるはずなのですから。住民の反対で、建設を断念した送電線網も、長野県東部、愛知県東部などにあり、静岡県中部では、今なお論争中です。家の近くの送電線や配電線の撤去を求める訴訟も鳥取県や宮城県でおきています。変電所の建設に反対する住民運動も各地で発生しています。

米国でも電力会社は「送電線などから漏洩する電磁波よりも家庭の電気製品から漏洩する方が強い」と盛んに宣伝しました。そのことが逆に「家庭の電気製品も危険なのか」という思いを広げる役割を果たしました。送電線や配電線などよりも、電気製品の方が広範囲に使用されているのですから当然です。電気なしでは暮らせないほど、私たちは電気の恩恵に漬かっているので、被曝を少なくすることが世界中で進められているのですが、日本では無視されているのが問題だと思います。

米国では、八〇年代から家電製品を中心とした電磁波問題が話題になって来ました。以前から高圧送電線に関しては、問題になって来てはいたのですが、身の廻りに電気製品が増えて来たこともあって消費者の関心が高まって来たわけです。欧米では電磁波問題とはいわず、電磁場（界）問題というのが一般的です。

電磁波によって作られる場所を問題にするからですが、日本では電磁波そのものを問題にしていて、電磁波問題というのが一般的です。このような電磁波問題が欧米で広がるきっかけになった原因は、マスコミが大きく取り上げ始めたからです。一九八九年に、『ニューヨーク・タイムス』紙が二ページの電磁波特集を掲載しました。送電線や家庭電気製品から漏洩する電磁波の強度を紹介し、科学者が「危険か・安全か」で論争している問題点を紹介したのです。雑誌や新聞などの紹介記事も増え始め、一九九〇年頃からは、米国での最大の関心事になっていきました。

米国で三三五〇万人もの読者がいるという驚異的な発行部数を誇る日曜新聞紙『ＵＳウィークエンド』が、一九九三年一月の正月号で電磁波特集をしました。表紙は、電気毛布にくるまった母子の心配そうなカラー写真で、その横には、大きな文字で「電気毛布が私たちを殺すだろうか？」と書かれていました。読者の健康に関する最大の関心事が、電磁波問題だというので特集をしたのだそうです。

米国の消費者月刊誌『コンシューマー・レポート』の一九九四年五月号は、表紙に大きく「あなたの家を守れ」と書かれた特集でしたが、その表紙の一番上にも「電磁場（波）‥あなたに危険を与えるか？」と書かれていました。米国でのこの問題に関する関心の高まりを示す好例です。

その頃の米国では、総額六五〇〇万ドルの緊急な研究プログラムの結果をめぐって論争がつづいていました。「電磁場・研究と公衆情報伝達」プログラムで、頭文字をとって、「ＥＭＦ／ＲＡＰＩＤ」（「緊急な」という意味をかけています）と呼ばれているものでした。一九九二年一〇月に成立した法律によって「ラピッド計画」プログラムの開始が決定したのですが、どこが中心になって行うかとか、どんな研究を行うかとかが、ハッキリしていなかったことから、開始が遅れてしまい、ようやく一九九四年になって研究が開始されました。

エネルギー省（ＤＯＥ）が中心となり、環境保護庁（ＥＰＡ）や政府の研究機関も協力して、

表1-2　米国・国立環境健康科学研究所・諮問委員会の結果（1998.7）

「低周波・電磁波（60Hz）被曝による発ガン性」

★【人間に発ガン性を示すかどうか】：投票28人（欠席2）	
分類1　：発ガン性あり	0人
分類2A：発ガン性の可能性が高い（Probable）	0人
分類2B：発ガンの可能性あり（Possible）	19人
分類3　：発ガン性ありとは分類できない	8人
分類4　：発ガン性は多分ない	1人
★【子供に白血病が起きるといえるか】：投票26人	
「研究結果から考えると証拠あり」	20人
「小児白血病の証拠が不十分である」	6人
★【職業人に急性リンパ性白血病が起きるといえるか】：投票25人	
「研究結果から考えると証拠あり」	14人
「急性リンパ性白血病の証拠が不十分である」	11人
★【職業人に他のガンが起きるといえるか】：投票25人	
「研究結果から考えると証拠あり」	2人
「他のガンの証拠は不十分である」	22人
「影響のない証拠のみである」	1人
★【大人の住民にたいして発ガン性があるかどうか】：投票25人	
「研究結果から考えると証拠あり」	0人
「発ガン性の証拠は不十分である」	24人
「影響のない証拠のみである」	1人
★【子供に脳腫瘍が起きるといえるか】：投票25人（棄権2欠席2）	
「研究結果から考えると証拠あり」	0人
「脳腫瘍の証拠は不十分である」	25人
★【子供にリンパ腫瘍が起きるといえるか】：投票25人（棄権2欠席2）	
「研究結果から考えると証拠あり」	0人
「リンパ腫瘍の証拠は不十分である」	25人

一九九七年九月には完了する予定で行われたのです。ガンと電磁波の関係、細胞のメカニズム、ホルモンや免疫機構などの広範囲なテーマであり、もし影響があるとした場合には、どの様な規制が必要かといった研究やその場合に必要となるコストなどの研究も行われていました。同じような研究プロジェクトは、カリフォルニア州でも同時にスタートしました。

そして米国では、送電線や変電所などの建設が事実上モラトリアム状態になったのです。「RAPIDによる対策を待とう」というわけです。

当初の計画から大幅に遅れましたが、一九九九年には、人間への影響を分担した米国立環境健康科学研究所(NIEHS)が「悪影響の可能性あり」との報告を発表し、更に二〇〇〇年一一月には、同主旨の最終報告書が米議会及びホワイトハウスに提出されました。

NIEHSの結論は、「発ガンの可能性あり」だったことは、欧米では大きく報道されたのですが、日本では「僅かな影響しかない」かのように否定的に報道されました。その結論にいたるためには、委員の投票が行われたのですが、それらの投票結果を見ますと、「小児白血病の証拠があるかどうか」の質問に関しては、委員の多くは「証拠あり」と認めていて、「証拠なし」は〇人であり、「証拠が不十分」の人も僅か数人でした。その投票結果を表1-2(三一頁参照)としてリストしました。いずれにしろ、住民が電磁波問題をあまり知らない間に「一〇〇万ボルト送電線網を作ってしまおう」とする日本の現状との相違に悲しくなるほどです。建設を急いでいる日本の電力会社の様子をみると、「悪い影響がある」と、電力会社自身認め

表1-3　家電製品と小児白血病の増加率（疫学研究）

（米国立ガン研究所報告（ハッチ論文）：1998.5）

家電製品名	症例数	対照数	増加率（OR）	コメント
電気毛布	45人	19人	2.75倍	全使用者
ヘアードライヤー	266	221	1.55	全使用者
カールアイロン	31	23	3.56	3年以上使用
ヘッドホンステレオ	37	19	3.04	3年以上使用
電子レンジ	152	108	1.59	1～2年使用
ビデオゲーム器	92	60	2.78	3年以上使用
TVゲーム	64	50	2.36	3年以上使用
TV	178	109	2.39	1日6時間以上

（注）統計的に有意なデータのみ掲載

ているように思えてなりません。

一九八〇年頃から電磁波が話題になり始めたのですが、まずその中心は送電線やVDTなどの低周波の電磁波問題でした。モスクワ・シグナル事件やレーダー操作軍人の訴訟などの高周波電磁波問題もありましたが、家庭電化製品の多くが低周波電磁波の発生源であることや、オフィス・オートメーションでVDTの前に座る女性が急増したことが原因でしょう。米国の「EMF／RAPID」プログラムが低周波の健康問題を中心に取り上げたのも、国民の関心が高周波より低周波にあったからです。そのプログラムの一部として、二件の大々的な疫学研究が米国立ガン研究所によって行われました。

その一つである送電線などと小児白血病との関係を調べる研究結果はリネット論文として、一九九七年に発表されました。資料1（五二頁参照）に示してありますように、危険性を示す結果だったのです。それを米国の住民団体は、「ビッグ・ニュース！　ついに危険性が認められた」と報告していました。

もう一つの疫学研究は「家庭電化製品と小児ガン」の関係を調べた研究で、一九九八年にハッチ論文として発表されたのですが、日本のメディアはそれをも完全に無視してしまいました。「小児白血病と関連性がなかった」という結果でしたら、大々的に報道したのではないかと思うのですが、残念なことに多くの電気製品によって小児ガンが増加する傾向を示していたのです。

その論文の主要な結果を表1-3（三三頁参照）に示しました。ここに示したのは、小児白血病の増加率（オッズ比：OR）が「統計的に有意な」結果を示した家電製品のみに限定してあります。このような疫学研究結果には、大きな誤差（あいまいさ）を伴うのですが、それらの誤差が統計的に考えて九五％の信頼度の範囲内で「増加している」と判断できる場合のみ「統計的に有意」といいます。例えば、増加率が二・〇倍で、その九五％信頼区間が「一・二〜二・六」だったとすると、下限の「一・二倍」は「一・〇倍」よりも高い値になっていますから、「統計的に有意」というわけです。また、表中の増加率（OR）は「オッズ比」という増加率を示していて、ORと書きます。競馬の配当などで使用されるオッズ比と同じ言葉です。

白血病や脳腫瘍だけでなく、家電製品からの低周波・電磁波による乳ガンの増加も関心の高い問題です。電磁波被曝でメラトニンという脳内ホルモンが減少し、その影響で卵巣ホルモンなどが増加して乳ガンになる可能性が指摘されているからです。米国の女性の死因のトップが乳ガンだからでもあります。電気毛布使用と乳ガンに関する疫学研究も何件もありますが、まだ明らかにはなっておらず、現在研究が進められています。

ここに述べた最近までの電磁波問題の中心は低周波電磁波だったのですが、九〇年代の中頃から高周波問題が浮上してきました。世界中で携帯電話が急増加してきたからです。

［コラム1］電場・磁場と電界・磁界

この本では電磁波の作用している空間のことを電磁場といっています。電磁場とは電場と磁場とが作る空間だといってよいでしょう。

ところで、電力会社などは、「電磁場・電場・磁場」とはいわず、「電磁界・電界・磁界」といっています。「どう違うのでしょうか？」と聞かれることが多いのですが、全く同じことです。電気に関する知識が欧米から入って来た明治の初めのこと、物理などの理学部系では、英語でいう「フィールド」という言葉を「場」と訳したのですが、電気工学などの工学部系では「界」と訳したのです。皆さんのお子さんの理科の教科書ではどうなっていますか？　以前の教育書の多くは「場」という言葉が使われていたのですが、最近では「界」を使うようになっています。「界」を使って教えられたのは、大学の工学部だけであって一般的ではなかったのですが、工学や産業界の力が強くなってきたためでしょうか、文部省の命令もあり、現在では「界」が教科書で使用されています。

[コラム2] 電磁波の窓効果

地球の表面には、空気などの大気層やオゾン層があることは御存知でしょう。また電離層といわれる層も何重にも重なっています。それらの層にも窓があるのです。電磁波の通り抜け易い窓としては、「光の窓」と「電波の窓」が知られています。電磁波の内でも、太陽の光と高周波のある特定の電波だけは、これらの地球を取りまく層を簡単に素通りしています。

一九七五年のことですが、カリフォルニア大学脳科学研究所のエイディ所長と弟子のブラックマン博士らが大発見をしました。ニワトリの脳細胞からカルシウム・イオンが漏洩していることを見つけたのです。高周波と低周波とを混ぜた変調電磁波が、一六サイクルという大変低い周波数で最大の漏洩を示したのです。五〇や六〇サイクルでも漏洩するのですが、五五や六五では漏洩が少ないのです。電場も一〇や五六V／mでは漏洩するのに、一、五、一〇〇V／mでは漏洩しないそうです。このような特異な状況にのみ影響することから、このような効果を「電磁波の窓効果」とよんでいるわけです。〇・一ミリガウスでも漏洩するそうです。

[コラム3] レーダー

電球を発明したエジソンが、ある時赤熱したフィラメントの一部が黒くなっていることに気付きました。エジソン効果の発見でした。フィラメントの一部から電子が逃げているために、その部分の温度が低くなってしまって黒変していたのでした。この発見がもととなって、真空管が発明され、通信やラジオなどが急発展することになったのです。真空管によって強力な電磁波を発生させることも可能となり、世界中で開発が進められました。

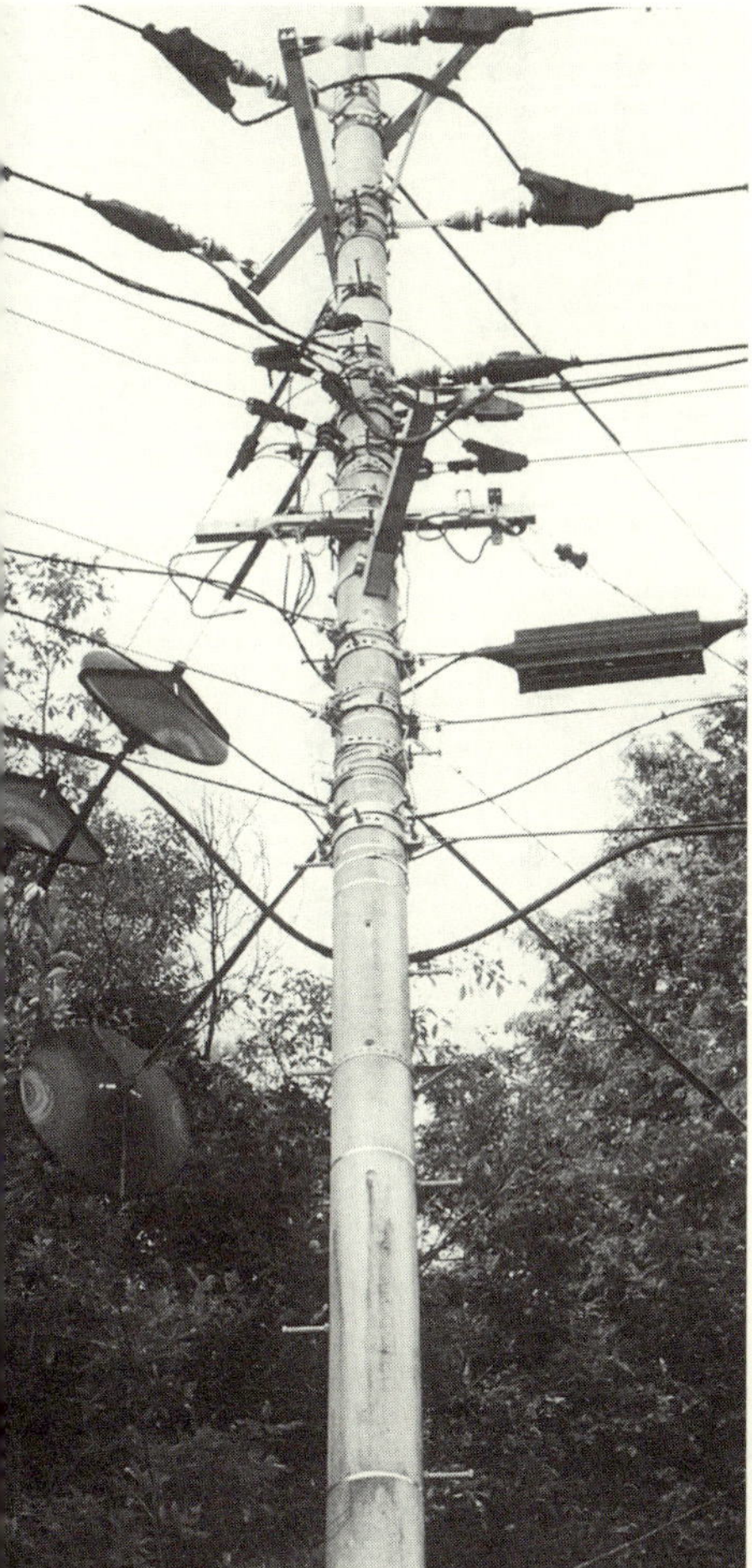

第二次世界大戦と共に、その電磁波応用研究が行われることになります。電磁波発生技術の進んでいたのは、日本と米国でした。日本は殺人兵器の開発を、米国はレーダー技術の開発に熱中したのです。
日本では、朝永振一郎博士などが開発に協力しましたし、湯川秀樹博士も核兵器開発に協力しましたが、物理学者は兵器開発に従事するとの名目で優遇されていました。
一九四二年、米国はレーダー装置を戦艦にのせソロモン島沖海戦で始めて使用、日本海軍に壊滅的打撃を与えたのでした。レーダー技術による夜間爆撃の成功などに見られるように、米軍は電磁波利用を軍の中心技術として発達させることになります。レーダー殺人事件や白内障などの発生といった悪影響も無視されていくことにもなったのです。

2　低周波電磁波の人体に及ぼす影響

◉電磁波と小児ガン

配電線などから放射される低周波電磁波の被曝が小児ガンの原因の一つなのではないかというショックな研究報告が発表されたのは、一九七九年三月のことでした。一九七四年から、配電線と小児ガンの関係を調査していたワルトハイマーとリーパとの共同研究が『米国疫学ジャーナル』誌という有名な雑誌に公表されたのです。

子育てを終えたナンシー・ワルトハイマー博士は、小児白血病の原因を調べていたのです。小児白血病の子どものリストを持って、調べていたのですが、なかなか原因と思える要因がわからず困っていました。疫学研究というのは、ガンの原因と思われる要因とガン患者の増加率とを比較する手法の研究です（コラム5、六六頁参照）。よく知られている疫学研究に、「タバコと肺ガン」の関係があります。タバコを多数本吸っている人の集団と、吸っていない人の集団を調べて、各々の集団での肺ガン患者数を比較するのです。そんな研究によって、肺ガンの原因として、タバコが浮上して来たわけです。タバコの本数と肺ガンの増加率とに比例関係があるということも明らかになっています。電磁波被曝と小児ガンとの関係も同じような手法で行われたのでした。

ワルトハイマー博士も、最初から電磁波と小児ガンとの関係を調べようと思ったわけではありません。小児白血病の要因となる現象が見つからずに悩んでいた、そんなある日のことです。家でグラビアを見ていた時のことでした。送電線の下で螢光灯が光っている写真を見たのです。その写真の下には、「螢光灯が光るのに、人間には影響ないのだろうか」と書かれていました。それを見て、ワルトハイマーはピンとくるものがあったのです。小児白血病の患者の家の近くには、黒い大きなトランスがある風景が多かったように感じたのでした。

急いで調べ始めると、どうも配電線や変電所近くに患者が多い傾向が得られたのです。配電線からは、電場と磁場が放出されているのですが、ワルトハイマーは電場による影響なのではないかと最初は思ったそうです。ところがそう考えると、小児白血病との相関に矛盾が生ずるのでした。困った博士は、友人の物理学者であるリーパ博士に相談しました。リーパは、電場よりも磁場の方が問題なのではないかと指摘し、手製の磁場測定器をプレゼン

表1-4　配電線と小児ガンの発生率

（ワルトハイマー博士の論文の要約）

小児ガン	HCC		LCC		発生率
	対象	比較	対象	比較	（倍率）
全ガン	129人	74人	199人	257人	2.25
白血病	63	29	92	126	2.98
脳腫瘍	30	17	36	49	2.40

HCC：大電流コード
LCC：低電流コード

トしてくれました。その結果、たくさんの電流が流れている配電線の場所近くは磁場も強く、小児白血病が多いということが明らかになって来たのです。小児白血病だけでなく脳腫瘍や小児ガン全体とも相関がありました。一九七九年に発表された論文の表題は、「電線の形状と小児ガン」というものでした。ワルトハイマーとリーパには研究費がまったくありませんでした。磁場を精確に測定するガウス・メーターも買えなかったのです。それでもリーパの手製のガウス・メーターを使って、磁場の強弱を調べたのでした。

そこで、ワルトハイマー分類法という独自の分類法を作りました。電流の多い配電線や変電所近くを「HCC（大電流コード）」とし、そうでない磁場の弱い場所を「LCC（小電流コード）」とに分類したのです。その結果は、HCCでは、「小児白血病が二・九八倍、脳腫瘍が二・四倍、小児ガン全体で二・二五倍」という結果でした（表1-4、三九頁参照）。ところが、この論文はあまり話題にはなりませんでした。ちょうど、この論文が発表された一九七九年三月には、科学技術分野での大事件が発生していたからです。米国ペンシルバニア州にあるスリーマイル島原発で大事故が発生したのです。その事故に世界中の関心が集まっていたからでした。いずれも放射線にかかわる出来事だったのですが、電磁波という非電離放射線による小児ガンの発生という驚くべき研究のことは、ほとんど知られることがありませんでした。

この年の一〇月、私はこのスリーマイル島原発の放射能調査に出かけました。その原発の放水口近くの泥を採取したりしました。その時にワシントンへ行き、米国原子力規制委員会の公開資料室に一週間かよいづめ、資料を調べていました。その間にワシントンの反原発グループの科学者の人から、電磁波問題とワルトハイマー論文のことを聞いたのです。それ以来、私は電磁波問題にも関心を持つようになったのでした。

◉ワルトハイマー論文の影響

ワルトハイマー論文は、多くの研究者に無視されていました。「まさか！」と思われていたからです。一九九二年に、「電磁波とガン」に関しての論文で有名になったスウェーデンのカロリンスカ研究所のアールボム博士もその一人でした。一九九二年秋のインタビューに答えて、「ワルトハイマー論文のことを良く覚えています。読んだ時に着想が嫌らしい論文だったので、その場でゴミ箱へ捨てたことを覚えていますよ」と話しているほどです。

ワルトハイマー博士も、自分の論文内容を宣伝しようとはしませんでした。そんな結果が出たことに、不安感さえ持っていたようです。「間違いであって欲しい」とすら思ったそうです。どこかが資金援助をしてくれれば、もっと研究が深められるし、より正しい結果が得られるはずだと思うのですが、スポンサーがつかないのでした。しかし、ワルトハイマー論文は思わぬ論争にまき込まれることになります。

ちょうどその頃、ニューヨーク州で送電線建設反対の住民運動をめぐって、訴訟が行われていました。認可を下すニューヨーク州公共サービス委員会の「認可するかわりに、五年間にわたる研究を行うこと」「その費用五〇〇万ドルは、電力会社が負担すること」という条件を不満として、その提案を拒否した電力会社側が訴えていたのです。「電磁波影響などあるはずがない」はずなのに、建設反対派の主張に近い条件を出したと思ったからです。著名な生物学者を証人に立てた電力会社側は自信満々でした。電磁波影響については、当時の米国とソ連との間では大きな相違がありました。高周波の電磁波規制では、ソ連の方が米国よりも一〇〇〇分の一も厳しい値でしたし、「変電所従業員には、健康被害が多発している」との報告もソ連が最初でした。米国では、「電磁波は熱効果があるだけであって、生理的な非熱効果などあるはずがない」という考えが学会の主流でしたし、高周波も低周波も「電磁波は安全だ」と思われていました。そんな時に、ワルトハイマー論文が発表されたのです。

米国には、世界最大の研究所の一つでもある電力研究所というのがあります。電力会社が共同出資して運営している研究所です。この電力研究所も、ワルトハイマー論文に対処して動きだしました。その研究所の責任者がワルトハイマーとリーパに会いに来て、実際に現場にまで案内してもらって説明を受けたりしていたのです。ワルトハイマーも電力研究所がスポンサーになって資金援助をして欲しいと念願していたので、親切に対応したほどでした。ところが、電力研究所は、ワルトハイマーに敵対する道を選んだのです。「磁場を測定していない」「電化製品からの磁場の方が強い」といった内容の宣伝を行い、ワルトハイマー博士らを批判したの

表1-5　磁場被曝による小児ガンの増加率

（サビッツのワルトハイマー分類法の結果：1987年）

小児ガンの種類	増加率（倍）
全ガン	2.20
白血病	2.75
リンパ性白血病	2.75
リンパ腫瘍	3.30
脳腫瘍	1.94
筋肉腫瘍	1.69
他のガン	1.63

表1-6　電磁波被曝量と小児ガンの増加率

（サビッツ論文：1988年）

小児ガンの種類	2mG以上の磁場	12V/m以上の電場
全ガン	1.35（倍）	0.93（倍）
白血病	1.93	0.75
リンパ性白血病	1.56	0.67
リンパ腫瘍	2.17	0.70
脳腫瘍	1.04	0.53
筋肉腫瘍	3.26	0.64
他のガン	0.31	1.65

です。

一方、ニューヨーク送電線訴訟の方は、ワルトハイマー論文の登場によって、一九八〇年に電力会社側が和解に応じたのでした。「五年間五〇〇万ドルの費用で研究を行う」という内容でした。電力会社側の完敗でした。電力会社としては、ワルトハイマー論文はどうせインチキなのだから、五年間の研究で「ワルトハイマー論文の誤りが明白になるはずだ」と思っていたようです。ちょうど、一九八一年にはロードアイランド州の病院患者を調べたフルトン博士の論文が、『米国疫学ジャーナル』誌に発表されました。ワルトハイマー論文を否定する内容でした。ワルトハイマー博士らは、その論文に反論し、フルトン論文の誤りを指摘したのです。雑誌の編集長もフルトン博士にさらに反論を書くように依頼したのですが、フルトン博士は回答しませんでした。ワルトハイマー博士の勝利だといってよいでしょう。しかし、電力研究所は、フルトン論文を大々的に利用して、「影響はない」との宣伝に使ったのでした。

◉ザビィッツ論文がワルトハイマー論文を裏付ける

ニューヨーク送電線研究プロジェクトは、一九八二年から開始されました。研究テーマが公募され、中立的な委員会で採択されました。その中に、ワルトハイマー博士らが行った疫学研究結果を再チェックするテーマもありました。コロラド大学の疫学者であるサビッツ博士の計画でした。ワルトハイマー博士らは、コロラド州にある大デンバー市の小児ガン患者を一九五〇〜一九七三年の間で調べたのですが、サビッツ博士は一九七六年〜一九八三年の間で発生した小児ガンを同じ大デンバー市で調査するというものでしたから、関心が高まったのは当然です。これらの採択研究には、監視委員といってもよい数人の専門家がアドバイザー役となって指名されていました。サビッツ博士の研究にも三人の専門家がつきました。その中に、スウェーデンのカロリンスカ研究所の著名な疫学者である疫学部長のアールボム博士が招待されていました。カロリンスカ研究所は、ノーベル医学生理学賞の受賞者を決定する権威ある研究所です。アールボム博士らは、サビッツ博士らの研究を何度もチェックし、その進行状況を住民公聴会で報告しています。反対住民側の実質的な勝訴で行われた研究だったから当然のことです。

一九八七年に、サビッツ博士らの結果が発表されました。驚くべきことに、ワルトハイマー論文を支持するものだったのです。正式な学術論文は一九八八年に発表されたのですが、「小児白血病はワルトハイマー分類法に従うと二・七五倍の増加、脳腫瘍が一・九四倍、リンパ腫瘍が三・三〇倍、全ガンで二・二〇倍」というものでした（表1-5、四三頁参照）。磁場測定を行った結果は、少し低い値でしたが、それでも「小児白血病が一・九三倍」でした。また「筋肉腫瘍では三・二六倍、リンパ腫瘍で二・一七倍」というもので、電場よりも磁場の方が問題だという結果でした（表1-6、四三頁参照）。

◉カロリンスカ報告

サビッツ博士の結果が、ワルトハイマー論文を支持するものだったことに、世界中の研究者は大変驚きました。先に述べたアールボム博士もその一人でした。さっそく、スウェーデンで大々的な疫学調査を開始したのです。「電気なしでは暮らせない」時代になっているのです。

特に北欧諸国の一人当たりの電気使用量は世界でもトップクラスですから、大問題です。子どもの環境に関心の高い国でもありますから、アールボム博士の研究には、カロリンスカ研究所はもちろんのこと、政府機関や電力会社・地方自治体なども全面的に支援したのでした。アールボム博士らは、送電線周辺に住む約四五万人もの人たちを対象に研究を進めたのでした。その結果が一九九二年秋に発表されました。カロリンスカ報告として知られているものです。その内容は、「三ミリガウス以上の被曝で小児白血病の増加は三・八倍、二ミリガウス以上で二・七倍」というものでした（表1-7、四七頁参照）。

同時に、職業人を対象とした大々的な疫学調査「ブルデリュース報告」も発表されました。その結果も「二・九ミリガウス以上の被曝で大人の白血病は三・〇四倍に増加」というものでした。

スウェーデン政府は、「電磁波被曝は白血病などを増加させる」と考えて、ただちに規制することを発表。一九九三年からは、二～三ミリガウスを目安にして、子どもの施設などの移転や送電線の撤去などを開始したのです。住民密集地近くの送電線などは、電力会社が自発的に撤去した例もあります。

そして、「一九九四年一月からは、二、五、一〇ミリガウスの三段階規制を実施しよう」と議会に法案を提出したのですが、産・官・学の反発が強く、保留状態になっています。その代わりに、世界保健機関（ＷＨＯ）での「環境健康基準（クライテリア）」の作成に向けて活動を開

表1-7　カロリンスカ報告の小児ガン増加率と電磁波強度

（1992年：フェイチング博士・アールボム博士）

ガンの種類	電磁波強度（磁場強度：単位mG）					
	0〜0.9	1.0〜1.9	1.0〜2.9	2.0以上	2.5以上	3.0以上
全ガン	1.0倍	1.5倍	1.2倍	1.1倍	1.2倍	1.3倍
白血病	1.0	2.1	1.5	2.7	3.3	3.8
脳腫瘍	1.0	1.0	0.7	0.7	0.9	1.0

始し、一九九六年からWHOでのクライテリア作りが始まることになったのです。それが、WHOの「EMF（電磁波）プロジェクト」です。その代りに、政府としては「慎重なる回避」政策を実施しています。大体、数ミリガウスあたりを目標にして、送電線・配電線・電化製品の低減化が進められることになったのです。このようなスウェーデンの動きは世界中に大反響をまきおこしたことはいうまでもありません。

スウェーデンのこの二つの疫学結果には、大きな欠点があったのも事実です。それは、「統計が悪い」ということでした。スウェーデンの人口は八五〇〇万人です。そもそも住宅地近くに送電線が少ないのですから、小児白血病の患者数もわずかでした。特に脳腫瘍の子どもなど、本当に少なかったのです。一九九二年一一月の国際会議でも、その点に非難が集中しました。アールボム博士は「スウェーデンが小さな国であるのが残念です」とインタビューで答えています。

私も、こんな分野こそ日本が世界に貢献できる重要な分野だと思っています。それだからこそ、一九九四年五月には、住民の方々と環境庁へ行き、「日本でもぜひ疫学調査をやって欲しい」と要望したのです。住宅密集地の上を大送電線が堂々と通っているような国は、先進国では日本ぐらいなのですから。その私達の思いが通じたのでしょうか？　ＷＨＯの「ＥＭＦプロジェクト」に参加した日本に対して、来日したＷＨＯの責任者から「日本でも疫学研究をぜひやって欲しい」との依頼があったのです。送電線の下に多くの民家があることに驚いての要請だったそうです。それを受けて、日本でも疫学研究が実施されることになったのです。

◉少ない「影響なし」とする論文

カロリンスカ報告後も、いくつかの国の疫学結果が発表されました。その中でも、フィンランドとデンマークのものが重要です。フィンランドの調査は、全送電線網の実に九〇パーセントも調査したものでした。それだけ広範囲に調査したにもかかわらず、フィンランドで発見された小児白血病の子どもは僅か三人（二ミリガウス以上の被曝）だったことが（表1—8、四九頁参照）からわかります。その結果は、「二ミリガウス以上で小児白血病が一・六倍、神経腫瘍が二・三倍」でした。デンマークの結果は、「四ミリガウス以上で、白血病が六・〇倍、中枢神経腫瘍（脳腫瘍）が六・〇倍、悪性リンパ腫瘍が五・〇倍」というもので、七ミリガウス以上では、白血病は一〇倍をこえていることをも示していたのです。二カ国とも、人口は約四五〇万人という大きさですが、それでも子どもの健康を考えて必死になって調査したのです。

表1-8　送電線からの被曝量2mG以上の小児ガン増加率

（北欧3か国合同の疫学調査結果：「ノルデック報告」）

（1993年：アールボム博士ら）

実施国名	白血病		中枢神経腫瘍		リンパ腫瘍		ガン合計	
	人数	増加率	人数	増加率	人数	増加率	人数	増加率
スウェーデン	7人	2.7倍	2人	0.7倍	2人	1.3倍	12人	1.1倍
デンマーク	3	1.5	2	1.0	1	5.0	6	1.5
フィンランド	3	1.6	5	2.3	0	0	11	1.5
3か国合計	13	2.1	9	1.5	3	1.0	29	1.3

図1-5　磁場測定値と小児白血病の関連図（リン論文1991年）

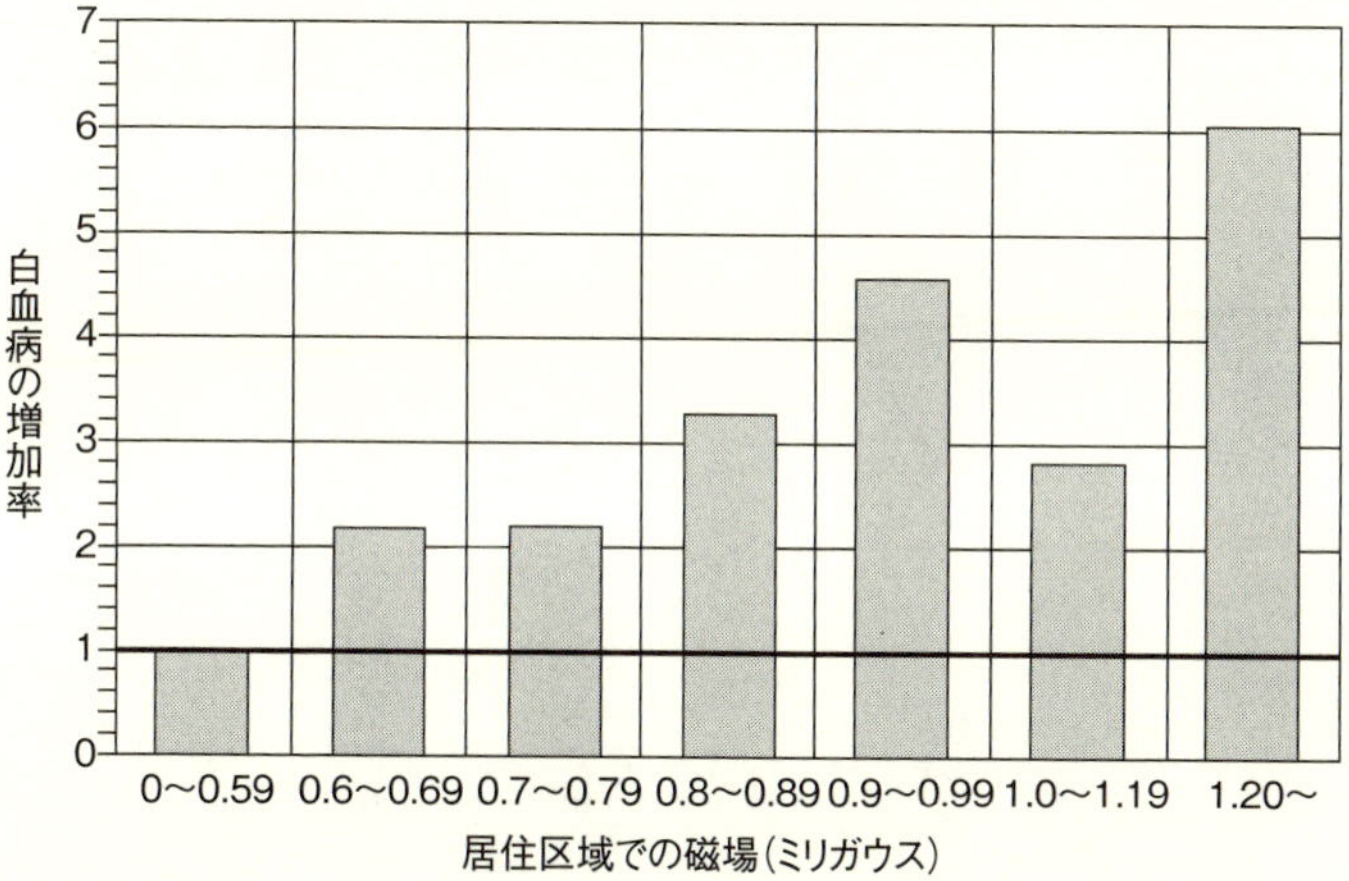

資料1　配電線・送電線・変電所と小児ガンの疫学調査

作成：荻野晃也（2006.10）

報告論文名	報告年	調査場所	増加率（倍）		子供の被曝条件
ワルトハイマー	1979	米国	2.25	全ガン	配電線・変電所の近く
			2.98	白血病	同
			2.40	脳腫瘍	同
フルトン	1981	米国	1.09	白血病	配電線の近く
トメニウス	1986	スウェーデン	1.20	全ガン	送電線から50m以内
			1.09	白血病	同（>3mG）
			3.96	脳腫瘍	同
サビッツ	1987	米国	1.42	全ガン	配電線で3mG以上
			1.93	白血病	同
			1.04	脳腫瘍	同
			1.52	全ガン	配電線の近く
			1.54	白血病	同
			2.04	脳腫瘍	同
セバーソン	1988	米国	1.03	白血病	電力線の低電圧領域
			1.25	白血病	電力線の高電圧領域
リン	1989	台湾	1.30	全ガン	配電線の近く
			1.31	白血病	同
			1.09	脳腫瘍	同
コールマン	1989	イギリス	1.68	白血病	送電線から50m以内
マイヤー	1990	イギリス	0.98	全ガン	電力線から50m以内
			1.14	白血病	同（>0.1mG）
リン	1991	台湾	6.0	白血病	送電線で1.2mG以上
			2.1	白血病	0.6～0.69mGの範囲
ロンドン	1991	米国	1.70	全ガン	配電線で2.68mG以上
			1.69	白血病	配電線の近く
ローウェンタル	1991	オーストラリア	2.00	白血病	電力線の近く
フェイチング（カロリンスカ報告）	1992	スウェーデン	1.1	全ガン	送電線で2mG以上
			2.7	白血病	同
			0.7	脳腫瘍	同
			1.3	全ガン	送電線で3mG以上
			3.8	白血病	同
			1.0	脳腫瘍	同
			2.9	白血病	送電線から50m以内
オルセン	1993	デンマーク	5.6	全ガン	送電線で4mG以上
			6.0	白血病	同
			6.0	脳腫瘍	同

ヴェルカサロ	1993	フィンランド	1.5	全ガン	送電線で2mG以上
			1.6	白血病	同
			2.3	脳腫瘍	同
ペトリドウ	1993	ギリシャ	1.19	白血病	配電線から5m以内
			1.06	白血病	配電線から5～49m範囲
ファジャルド	1993	メキシコ	2.63	白血病	電力線近く
アールボム（ノルディック報告）	1993	北欧3ヶ国	1.3	全ガン	送電線で2mG以上
			2.1	白血病	同
			1.5	脳腫瘍	同
ワシュバーン	1994	再評価論文	1.49	白血病	論文数：13
			1.58	リンパ腫瘍	論文数：5
			1.89	脳腫瘍	論文数：7
リン	1994	台湾	1.49	白血病	送電線近く
			4.38	白血病	同（5～9歳児）
			3.68	白血病	同（10～14歳児）
松井	1994	日本	2.12	白血病	送電線近く
			0.49	固形腫瘍	送電線近く
ボウマン	1995	米国	9.2	白血病	配電線と地球磁場
ワルトハイマー	1995	米国	～4.0	白血病	配電線、磁場の傾斜角
フェイチング	1995	北欧2ヶ国	2.0	白血病	送電線で2mG以上
			5.1	白血病	送電線で5mG以上
全米研究評議会	1996	再評価研究	1.5	白血病	電力線近く
マーチン	1996	米国	4.3	脳腫瘍	地下配電線（1989年以前）
			1.2	脳腫瘍	地下配電線（1989年以降）
			1.0	脳腫瘍	大電流配電線（1989年以前）
			1.5	脳腫瘍	大電流配電線（1989年以降）
ガーネイ（地下配電線の脳腫瘍を1.0として比較）	1996	米国	1.3	脳腫瘍	極小電流配電線
			0.7	脳腫瘍	小電流配電線
			1.1	脳腫瘍	中電流配電線
			0.5	脳腫瘍	大電流配電線
コギール	1996	イギリス	4.69	白血病	20v/m以上の電場
			2.40	白血病	10～19v/mの電場
			1.49	白血病	5～9v/mの電場
コッコ	1996	イギリス	1.9	白血病	電力線の近く
リー	1997	台湾	1.4	白血病	電力線で2mG以上
			2.0	白血病	電力線で50m以内
			1.0	脳腫瘍	電力線で50m以内
アールボム	1997	再評価研究	1.8	白血病	電力線で2mG以上

ティネス	1997	ノルウェー	2.0	全ガン 電力線で1.4mG以上
			0.8	白血病 同
			2.3	脳腫瘍 同（誕生後1年）
リネット （米国立ガン研究所報告）	1997	米国	1.72	白血病 配電線で3mG以上
			6.41	白血病 4～4.99mG
ミカリエス	1997	ドイツ	3.2	白血病 送電線で2mG以上
			11.1	白血病 同（4歳児以下）
テリアウト	1997	再評価研究	1.35	白血病 電力線で2mG以上（含大人）
			1.6	白血病 電力線で3mG以上（含大人）
アールボム	1998	再評価研究	1.6	白血病 電力線で2mG以上
そうけ島	1998	日本	1.55	白血病 付近の送電線で1～10mG
			3.91	白血病 10mG以上
ドケルティ	1998	ニュージーランド	5.2	白血病 居間で2mG以上
			15.5	白血病 ベッドで2mG以上
リー	1998	台湾	2.69	白血病 送電線で100m以内
			5.06	白血病 同（5～9歳児）
米・環境健康科学研	1998	再評価研究	1.56	白血病 電力線で2mG以上
マクブライド	1999	カナダ	0.93	白血病 電力線の周辺
グリーン	1999	カナダ	4.5	白血病 電力線で1.4mG以上
グリーン	1999	カナダ	3.45	白血病 電力線で1.5mG以上
アンジェリロ	1999	再評価研究	1.46	白血病 電力線の周辺
			1.59	白血病 電力線で約2mG以上
ルーミス	1999	再評価研究	1.27	白血病 電力線の周辺
			1.66	白血病 24時間測定で2mG以上
			1.63	白血病 計算測定で2mG以上
英・小児ガン研究G	1999	英国	0.90	白血病 電力線で2mG以上
			1.68	白血病 4mG以上
			2.44	脳腫瘍 1～2mGの範囲
ドケルティ	1999	ニュージーランド	3.3	白血病 電力線で2mG以上
スキンナー	2000	英国	0.75	白血病 送電線で50m以内
			1.08	脳腫瘍 送電線で50m以内
			0.41	白血病 送電線で2mG以上
			0.48	脳腫瘍 送電線で2mG以上
クライナーマン	2000	米国	0.79	白血病 電力線で15m以内
ハッチ	2000	米国	1.23	白血病 電力線の近く
オービネン	2000	米国	1.02 ～ 1.69	白血病 電力線の近く
ビアンチ	2000	イタリア	4.5	白血病 電力線で1mG以上

アールボム	2000	再評価研究	2.0	白血病	電力線で4mG以上
グリーンランド	2000	再評価研究	1.7	白血病	電力線で3mG以上
ドール	2001	再評価研究	2.0	白血病	電力線で4mG以上
マクブライド	2001	カナダ（再検討）	3.0	白血病	電力線周辺の高被曝
シューズ	2001	ドイツ	4.48	白血病	夜被曝で2mG以上
			14.9	白血病	夜被曝で4mG以上
国際ガン研究機構	2001	再評価研究	2.0	白血病	電力線で3～4mG以上
国際非電離放射線防護委	2001	再評価研究	2.0	白血病	電力線で4mG以上
カウネ	2002	米国	4.3	全ガン	配電線（含：高調波）
英・小児ガン研究G	2002	英国	1.32	白血病	電場で20v/m以上
			1.42	白血病	10～20v/m
			2.12	神経腫瘍	電場で20v/m以上
			0.71	神経腫瘍	10～20v/m
国立・環境研究所（兜ら）	2003	日本	4.73	白血病（ALL）	磁場で4mG以上
			10.6	脳腫瘍	磁場で4mG以上
			3.08	白血病（ALL）	送電線から50m以内
ドラッパー	2005	英国	1.69	白血病	送電線から200m以内
兜	2006	日本	2.6	白血病	磁場で4mG以上
			4.7	白血病（ALL）	磁場で4mG以上

注）増加率：論文ではオッズ比、相対危険度、発生割合、増加率などと表現。（95%信頼区間は省略）。電力線＝送電線＋配電線（＋変電所）。
白血病：兜論文以外は、全白血病・ALL・AMLなどの区別はせずに示す。
兜論文が2件あるのは最初の報告書の数値と学術論文に発表された数値とを示しているからです。

これらの三カ国のデータを持ちよって、アールボム博士らは、「ノルディック報告」を一九九三年一一月に発表しました。「二ミリガウス以上の被曝で小児白血病は二・一倍の増加、脳腫瘍（中枢神経腫瘍）は一・五倍の増加」というものでした（表1-8、四九頁参照）。白血病の子どもの数は、三カ国を集めても、一三人しか得られなかったのです。

これと比べると、この日本ではいかに小児白血病の子どもが多いかがわかるのが、資料1（五二頁参照）の「そうけ島論文」（一九九八年）です。富山県下の送電線の近くを調べた研究なのですが、一〇ミリガウス以上での小児白血病数が実に一六人にもなっていて、増加率が三・九一倍なのです。

一九九五年になって、二つの疫学調査結果が発表されました。一つはボウマン博士らのもので、子どものベッドの地球磁場を測定して、それとの関係を調べたところ、小児白血病が実に九・二倍になっているというものでした。もう一つは、ワルトハイマーとサビッツ博士の共同研究ですが、磁場の傾きを選ぶと、「小児白血病が四倍以上にも増加する」という結果でした。この二つは送電線ではなく、配電線による影響を調べ直したものです。

今まで私の知っている小児ガンに関する疫学調査は六三件あります。それらを資料1（五〇～五三頁参照）としてリストしてあります。表中に「再評価研究」と書かれているのは、いくつもの研究を調査・評価した研究を示しています。その表中で、「影響なし」と言えるのはフルトン論文・マイヤー論文などの一〇件以内です。

まず一九九一年のリン報告と二〇〇一年のシューズ報告のことを、ここで述べておきましょう。リン報告は台湾の台北市周辺の送電線を調べたものですが、「〇・六～〇・六九ミリガウスの被曝でも小児白血病が二・一倍、一・二ミリガウス以上では、実に六倍もの増加」というものでした。シューズ報告は、ドイツの研究ですが夜間の被曝、つまり子どもが眠っている時に被曝すると約四・四八倍に増加し、特に幼児ではなんと一四・九倍にも増加するというものなのです。

◉驚くべき日本の研究結果

このように、送電線などからの低周波の磁場被曝で「小児ガン」、特に「白血病」が増加する可能性が高まるとともに研究がドンドンと増え始めたことはいうまでもありません。WHOの依頼もあり、日本も科学技術庁の費用で疫学研究が始まりました。責任者は国立環境研究所の兜博士でした。京大などの疫学者の協力をえて七億円をこえる費用で進められた結果が二〇〇三年六月に発表されました。その結果は、資料1（五〇～五三頁参照）のリスト中の最後の方にありますが、「四ミリガウス以上の被曝で白血病（全体）が二・七倍、白血病（ALL：急性リンパ性白血病）では、四・七三倍、脳腫瘍が一〇・六倍」という驚くべき結果でした。送電線から五〇メートル以内では小児白血病は三・〇八倍の増加なのです。

「家の上を送電線が通っている」ことを知って驚いたWHOの責任者が、日本の大物政治家との会談で、「ぜひ日本で研究を実施してくれ」「被曝量の多い場合のデータが欲しい」と要請したことで実現されたそうで、いわば日本でも最初といっても良い大々的な疫学研究だったのです。

ところが、結果が公開される五カ月前の二〇〇三年一月、文部科学省内の評価委員会はこの報告書に対して、評価対象とする一二項目すべてにわたって、A、B、Cの三段階中の最低である「C評価」にしたのです。それを知って、私はガクゼンとしました。そして、「そのような最低の評価しか受けていない研究には影響を受けない」とばかりに官・産・学、それにマスコミも無視したのです。この内容を報じたのは、一部のメディアだけでしたから、国民の多くは知らずにすごしたことでしょう。六月になって発表された報告書を読んで、私はその内容のすばらしさに感激したのです。

この報告書は、二〇〇六年八月になって、世界的なガン研究専門雑誌である『国際ガン研究ジャーナル』に発表されているのですから、国内の評価がまちがっていたことは明白です。「よかったよかった」と思っていた二〇〇六年一〇月、兜博士の訃報を知らされました。リンパ性腫が原因だったそうです。本当に残念です。博士は、生前、私に対して「この結果には絶対に自信がある」とおっしゃっていたことを思い出します。

文科省の評価委員の中で、電磁波問題に詳しい人は多気・東京首都大学教授だけのようです

(33)　社会　14版　2006年(平成18年)11月9日(木曜日)　讀賣

No. 71

環境ルネサンス

安全？危険？

電磁波 ③

葬られた疫学からの警鐘

先月10日、国立環境研究所の上級主席研究員、兜《かぶと》真徳《まさのり》氏が悪性リンパ腫《しゅ》で亡くなった。58歳だった。

電磁波の健康影響を研究してきた。1999年から、同研究所をはじめ、国立がんセンター、自治医大など11機関・大学の研究者が参加した大がかりな疫学研究の代表者を務めた。

全国の小児白血病患者312人の子供部屋の電磁波の強さを1週間にわたり計測する一方、603人の健康な子供を同じ居住地から抽出して同様に電磁波を計測。白血病と電磁波の関連を比較分析し、「0・4μT（マイクロ・テスラ）以上の居住環境で過ごした場合、小児白血病にかかる割合は2・6倍に上昇する」との結果をまとめた。

研究は、文科省の科学技術振興調整費から総額7億2125万円を得て行われた。だが、3年目の中間評価で中止が決まり、翌2002年11月の最終評価で、目標達成度など10項目すべてで最低の「C評価」が下され、終止符が打たれた。

評価文書は、「小児白血病患者の症例数が少なすぎる」「電磁波以外の要因が影響している可能性がある」と問題点を列挙し、「科学的価値は低く、研究の結果が一般化できるとは判断できない」と断じている。

評価の際には、14人の研究評価委員を前に、兜氏が説明し、質問に答えた。「説明が下手だった点もあるが、何か個人的うらみでもあるのか、と思うほどひどい突っ込まれようだった」と同席した共同研究者らは振り返る。

「使った金と発表された成果が釣り合わない、という非難の空気が支配的だった。疫学研究への無理解も背景にあった」と証言する委員もいる。人の集団で病気を引き起こす原因を調べる疫学は、コレラ感染や喫煙の影響解明に大きな役割を果たした。しかし、人、金、時間がかかるうえ、常に明確な結論が出るわけではないという難しさがある。

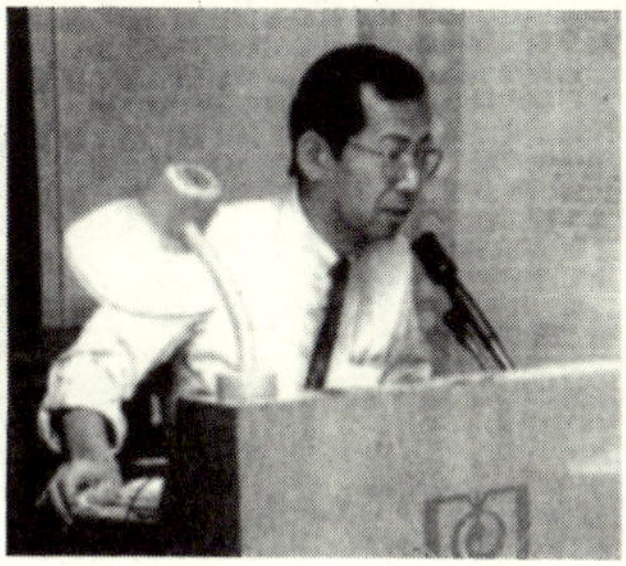

議論の的となった疫学研究を率いた国立環境研究所の兜氏（遺族提供）

当時、文科省の科学技術振興調整費室長だった土橋久・同省地震・防災研究課長は「評価委員の座長と打ち合わせをし、入念に準備した。事務局として相当勉強した。『なんでこんな研究をやらせたんだ』と批判されますから。多額の税金を使ってね。だから力を入れて評価に臨んだんです」と明かす。

評価が下る3か月前、朝日新聞が1面トップで兜氏らの研究を報じた。

波紋が広がる。当時の原子力安全・保安院電力安全課長は、「兜氏も含め、専門家を呼んで勉強会を開いた」と言う。評価を担当した文科省の係長は、今も憤りを隠さない。「兜氏は雑誌で、『電磁波の健康被害はある。危ない』ということを根拠なく話していた。科学者としての資質に疑問を感じた」

科学技術振興調整費による研究評価は、01～05年度で計478件。オールC評価は、この1件だけだ。

電力10社のうち3社が、ホームページでこの評価を紹介する。九州電力はQ&Aコーナーで、四国電力は「疫学研究の例」の中で、それぞれオールCの成績表付きで、詳細を載せる。

生前、兜氏は、繰り返し語った。「電磁波の問題は、不安ばかりが先行し、正確に認知されていない。環境リスクに対し、日本人の意識は甘い。国や業界が『寝た子を起こすな』という姿勢なのも原因だ」

今年8月、審査を経て論文を掲載する専門誌「国際がんジャーナル」に、兜氏らの論文が載った。WHOが来春出す環境保健基準の文書にも、主な研究成果の一つとして盛り込まれる。

「間に合ってよかった」。兜氏の葬儀で、共同研究者らはほっとしながらも複雑な思いをかみしめた。

2006年11月9日付け読売新聞

から、多気教授がその評価を主導したのでしょうか？　多気教授は日本のＩＣＮＩＲＰへの代表委員として、日本政府とも関係の深い研究者ですから政府の要求をくんだのではないかと私は推察しているのですが、どうなのでしょうか。この兜報告評価に関する裏話が、二〇〇六年十一月九日に『読売新聞』が報じていますので、それを紹介しておきます（五七頁参照）。

このような疫学研究がたくさん報告されているのですから、子を持つ親としても不安になるのは当然です。出来る限り、電磁波被曝をさけるのが賢明です。何も知らされていないのが幸福だというわけではないのです。欧米では、「プリユーデント・アボイダンス」つまり「慎重なる回避」政策や「予防原則」政策が必要だといわれているのは、そんな意味なのです。「一〇〇％、危険性が確立している」というわけではありませんが、こんなに多くの論文が発表されているのですから、悪影響があるとして行動することが必要なのです。

◉親の被曝による子どもへの影響

「はじめに」に書きましたが、一九九五年になって、親の電磁波被曝が子どもに影響を与えているという論文が二つも発表されました。三人の子どもを持つ私としても大変ショックでした。

一九八五年に、まずスピッツ報告（米）というのがありました。電気技師などの電磁波被曝

表1-9　最大被曝・低周波磁場と流産リスク

（リー論文　2002）

女性被曝（16mG以上）	リスク比	95%信頼区間
全流産	1.8倍	1.2～2.7倍
初期流産＋	2.2	1.2～4.0
感受性のある女性♯	3.1	1.3～7.7
定期的な被曝（全体）	2.9	1.6～5.3
〃　（感受性のある女性♯）	4.0	1.4～11.5
〃　（初期流産＋）	5.7	2.1～15.7

＊　：最大被曝磁場が16mG以上と16mG以下との比
＋　：初期流産とは妊娠10週間以内の場合の流産
♯　：以前に何度も流産しているか低受胎率の女性

表1-10　親の電磁波被曝と出産児の男女比（疫学研究）

論文（代表者）	発表年	国名	親の被曝状態	出産男児	出産女児	統計的明確さ
《極低周波被曝：50/60Hz》						（P－値）
ネイブ	1979	スウェーデン	電力施設（男親）	12人	22人	0.2
ノルドストルム	1983	スウェーデン	電力施設（男親）	67	73	0.2
ミルハム	1993	米国	アルミ工場（男親）	53	86	0.0026
ムバラク	1996	イェーメン	電力施設（男親）	8	54	0.0001
インゲルス	1997	ノルウェー	磁場被曝（両親）	女児が多い		――
トルクヴィスト	1998	スウェーデン	電力施設（男親）	86	92	――
《高周波被曝》						
ラルセン	1991	デンマーク	短波物理治療士（女親）	15	36	＜0.001
グベラン	1994	スイス	短波物理治療士（女親）	262	246（男児多）	――
			マイクロ波使用（女親）	67	79	――
コロディスキー	1996	ラトビア	ラジオ塔周辺（両親）	254	355	0.08
《研究用磁場被曝》						
有水	1984	日本	磁場作業従事（男親）	女児が多い		――
亀井	1990	日本	磁場使用期間中（男親）	67	73	――
			物理系研究者（男親）＊	78	95	――

――：論文に「P－値」が書かれていない場合
＊　：物理系研究者は電磁場に被曝する事が多いと思われるので掲載した。

の多い父親を持つ子どもの神経系腫瘍（脳腫瘍の一種）が実に一一・七倍にもなっているという内容でした。大変ショックなものでしたが、その後はそのような親の被曝による子どもへの影響を調べた研究がなかったので、私も内心ホッとしていたのです。ところが一九九五年になって、二つの論文があらわれました。リバート論文（カナダ）とリー論文（米）です。前者は、妊娠中にミシンを使う仕事に従事していた母親から生まれた子どもの白血病が、五・七八倍になっているというものでしたし、後者は、妊娠初期三カ月間に電気毛布を使用していた母親から生まれた子どもは先天性尿道異常が一〇倍にも増加しているというものでした。子どもにはなんの責任もないのです。健康な子どもであって欲しいと願わない親などいるはずがありません。私たち大人の責任は大きいといわねばなりません。電磁波被曝をさけるように心がけることが急務だと私は思っています。

母親の磁場被曝で流産が増加するとの研究もあります。二〇〇二年に発表されたリー論文です。カリフォルニア州健康局の依頼研究なのですが、一六ミリガウス以上の被曝で初期流産が五・七倍にも増加するというのですから驚いてしまいます。そのリー論文を表1-9（五九頁参照）に示しました。その被曝磁場も、常時被曝ではなくて、定期的な被曝の場合なのです。つまりＩＨクッキング・ヒーターの前で料理したり、通勤電車で被曝したりするような場合です。この論文のことは「電気学会・電磁界生態影響問題調査特別委員会」の平成一五年の報告書にも紹介されてはいるのですが、「全流産の一・八倍」の数値だけを記載していました。

親の被曝との関係で大変心配なことの一つは、生まれてくる子どもに女の子が多いのではないかという研究の多いことです。生物は、自らの子孫を残すような本能があるようなのですが、子孫を残そうとしますと、女の子を多く生むようになる傾向があります。男の子では子孫が増えないからです。環境ホルモンの一つであるダイオキシン汚染事件で有名なイタリアのセベソでは、生まれてきた子どもの多くが女の子だったとして大変なショックを世界中に与えました。

環境ホルモンが大問題になったのも、生殖機能への影響が心配されるからです。しかし、「女の子が多い」という研究の一番多いのが電磁波被曝なのです。その研究を表1-10（五九頁参照）にまとめてみました。低周波以外の高周波の被曝も含まれていますが、この研究の中で「男の子が多い」という報告はたった一件です。電磁波が人類の存続にまで関係しているのだとしたら、私達現代人は自からの便利さのために後の世代に苦しみを与えていることになります。もっと、慎重に考える必要があるのではないでしょうか。

◉職業電磁波被曝

電磁波被曝による病気について、まず最初に疑われたのは、高周波電磁波被曝による白内障の発生でした。レーダー操作員に多発していると思われたのです。第二次世界大戦中のことでしたが、軍事機密の壁にはばまれて「影響ない」ということにされてしまいました。その後、白内障の可能性があり得ることから、米軍を中心にレーダーなどの高周波電磁波規制が行われることになったのですが、今なお元軍人などからの訴訟が行われているようです。

五〇サイクルや六〇サイクルの低周波電磁波被曝による影響の最初の報告は、ソ連のアサノバ博士の報告でした。一九六六年の研究なのですが、西側に知らされたのは、一九七二年になってからです。電力配電所に働く男性従業員に、精力減退などの生理的異常が多発しているというものでした。電源をオン・オフする時に発生するパルス状電磁波の被曝が原因ではないかとも思われたのでした。そして、一九七〇年代になって、電磁波の医療応用研究が盛んになりましたが、それとともに生物への影響が問題になってきました。

一九八〇年ごろから、まず注目されたのは、VDT装置というコンピュータの前面に置いて使用するテレビのようなビデオ・ディスプレイ表示装置からの電磁波問題でした。女性職員に流産が多いとか、異常出産が多いという報道があいつぎ話題になりました。当初は、VDTからの漏洩X線ではないかといわれていたのですが、一九八〇年代後半には超低周波電磁波が疑われ始め、目の網膜剥離現象やラットでの奇形発生などの報告が出されてきました。スウェーデンでは一九八七年に「MPRI」というVDTからの低周波規制案が発表され、一九九〇年に正式規制を行うかどうか判断することになりました。その間にも色々な「影響あり」の報告があったことから、一九九〇年に「MPRⅡ」としての正式規制がスタートしたのでした。スウェーデン最大の労働組合連合ＴＣＯは「ＭＰＲⅡ」の規制をさらに強める「ＴＣＯ」規制を一九九一年に発表し、世界中の先進国（日本を除く）は、それらのスウェーデン規制に従い始めたのです。一九九二年のリンドバウム報告では、ＶＤＴ使用女性の流産は三・四倍の増加となっています。約九ミリガウス以上の被曝をしている場合の例です。

一九九六年からは、「ＭＰＲⅢ」という西欧諸国全体の規制値が提案されているのですが、まだ正式には決定されていません。その規制値は大体「ＴＣＯ」規制と同じもので、五～二〇〇〇サイクルの電磁波に関しては（前面三〇センチメートルで）、磁場で二ミリガウス、電場で一〇Ｖ／ｍ以下、二キロ～四〇〇キロサイクルでは、磁場で〇・二五ミリガウス（前面五〇センチメートル）、電場で一Ｖ／ｍ（前面三〇センチメートル）というものです。

ＶＤＴ問題が先行したのですが、それ以外にも、電磁波被曝によるガンなどの増加も報告されてきました。先に述べましたスウェーデンのブルデリュース報告もその一つですが、それだけではありません。「アマチュア無線愛好家には白血病が多い」というミルハム（英）論文が一九八五年に発表されていますし、電話局員、鉄道員、電力施設従業員、加速器使用物理学者などの電磁波被曝者にはガンなどが多いといった論文がたくさんあるのです。

一九九四年にフランスとカナダの電力会社従業員を調査した疫学結果が発表されました。全ガンでは、あまり大きな影響は見られなかったのですが、ある種の白血病では三・一倍の増加を示していました。特に驚くべき結果を示したのは、「肺ガン」の増加でした。変電所などのパルス状電磁波被曝を受けている従業員の肺ガンが実に一六・六倍にも増加しているというものでした。肺ガンの問題は、一九九八年頃になって英国のヘンシャウ博士が精力的に研究を進め、地中にあるラドンというガス状の放射性物質が送電線近くに吸い寄せられることが肺ガンの原因ではないかとの研究を発表しています。

博士が二〇〇一年に発表した論文によると、送電線近くに住む人の肺ガンは英国全体で二五〇〜四〇〇〇人にも上るとのことです。また一九九八年に発表されたカロリンスカ研究所の論文では職場や住居での低周波被曝を調べたのですが、各々の被曝下では白血病の増加は見られないのに、両方で被曝している場合には、三・七倍に増加し、特に急性骨髄性白血病や慢性リンパ性白血病はなんと六・三倍にも増加しているそうです。二ミリガウス以上の被曝なのですが、長時間の連続被曝が問題であることを示しているのでしょうか。

ガンだけではありません。一九九四年に発表されたソーベル報告（米）は、米国とフィンランドのアルツハイマー病を調べたものですが、裁縫工員などではアルツハイマー病が、約七倍にも増加しているというものでした。電磁波被曝している女性では、平均して三・七倍、男性は三・〇倍となっています。同じような研究がカロリンスカ研究所（スウェーデン）でも行われ、一九九六年に発表されましたが、アルツハイマー病が約五倍、痴呆症が約六倍の増加を示しています。一九九五年には、米国電力研究所の委託研究であるサビッツ論文が発表されました。米国の五つの電力会社の従業員を対象とした研究なのですが、白血病よりも脳腫瘍が二・

二九倍と高いという結果でした。ワルトハイマー論文を支持したことでも有名なサビッツ博士は米国疫学会の会長をしたこの分野の世界的権威ですが、一九九九年に米国の電力会社の従業員には、急性心筋梗塞が多いことも発表しています。「四〇ミリガウス・年」当たりの電磁波被曝で約五〇％の増加になるそうです。

「ミリガウス・年」という単位は、被曝量と被曝年数をかけた単位で、「四〇ミリガウス・年」は「四ミリガウスの被曝を一〇年間つづけた場合」に相当します。今までに電力会社従業員を調査した疫学研究は九件あるのですが、その内の五件は白血病や脳腫瘍との相関を示していいます。相関の見られないとの研究もありますが、カナダとフランスの電力会社を調べたテリアウト論文（一九九四年）では「三〇ミリガウス・年」以上の被曝では急性骨髄白血病が三・一五倍になっています。日本の電力会社もぜひ従業員の調査をして欲しいと私は願ってます。労働組合は「従業員の健康を守る」ために、なぜ会社に調査要求をしないのでしょうか？　本当に不思議な組合だと思います。このような状態では、アスベスト問題と同じことになるのではないでしょうか？　一九九〇年前後には、電磁波に対して「第二のアスベストか」と欧米では話題になったのですが、日本では両方ともが無視されつづけて来ているからです。

二〇〇五年になって、この日本でもようやくアスベストが問題になりました。これに続いて欧米の場合のように「電磁波問題」も話題になって欲しいものです。

[コラム4] ホルモンとガン

電磁波被曝によって、いろいろなホルモン分泌に異常が生ずることが報告されています。特に問題になっているのは、松果体という脳器官と関連するホルモンです。松果体は「第三の目」といわれているもので、それから分泌する一番有名なホルモンがメラトニンです。それ以外にもセロトニンやドーパミンなども関連しているといわれています。メラトニンは睡眠などの体内時計に、セロトニンは頭痛などに、ドーパミンはノイローゼに深いかかわりがあるといわれています。特にメラトニンは、乳ガンとの関連が疑われており、世界各国で必死になって研究が進められています。松果体は光を感ずるタンパク質を持っていることも最近明らかになっています。

電磁波被曝で、メラトニンが減少し、その影響でエストロゲンなどの卵胞ホルモンが増加して乳ガンになるのではないかとも心配されているのです。電磁波被曝している男性に乳ガンが六倍も増加しているという報告もあるからです。一九九五年夏頃から、米国ではメラトニン・ブームになっていますが、電磁波問題もその背景にあるわけです。

[コラム5] 疫学研究とメカニズム

疫学研究というのは、ある病気の原因を調べるために行われる方法の一つです。タバコやアスベストと肺ガン、ＤＤＴと乳ガン、放射線と白血病などの関係が明らかになったのも、疫学研究の結果です。原因と思われる要因とガンとの関連を調べるのです。

脳腫瘍や白血病は電磁波被曝とも関係がありますが、最近では肺ガン、乳ガンも疑われ始めていますし、アルツハイマー病、ノイローゼ、自殺などとも関連がありそうだという結果もあります。しかし、その原因がどんなメカニズムで発生するのかは、いまだ明らかになっていません。これらのメカニズムが明らかになるということは、ガンの原因が明らかになるということなのですから、まだまだ年月が必要でしょう。

メカニズムの研究も重要ですが、その結果を待つのであれば、多数の犠牲者が出た後になってしまいます。そのメカニズムの研究でも、電磁波とガンの研究などが、最近増えてきているのです。不必要な電磁波被曝は避けるよう心がけることが大切です。

［コラム6］子どもの携帯電話使用

二〇〇一年一月、米国の携帯電話業界が三〇億円近くの資金を提供して設置された「無線技術研究所」所長のカーロ博士が『携帯電話』と題する本を出版しました。副題に「無線時代の見えない危険性」「内部からの警告」とあるように、当初は「安全だ」と宣伝していた博士が、六年間の研究期間終了直前になって、「危険な証拠が見つかった」としてこの本を書いたのです。その本には「子どもに使用させないように」との警告理由をも詳しく説明しています。

また二〇〇〇年五月、英政府に対して一六歳以下の子どもに携帯電話を使用させないようにとの勧告がなされ、責任者のスチュワート卿は「私に二人の孫がいるが、携帯電話は使用させない」と記者会見で発言して、親たちに衝撃を与えたのでした。「子どもの頭がい骨がまだ軟らかいこと」「脳神経が完成途上であること」「電磁波が子どもの脳深くへ侵入する」などが理由なのですが、英政府も直ちに勧告の実施に取り組んでいます。その後もドイツの放射線防護庁長官が同主旨の発言をしています。五年後の二〇〇五年一月にも、スチュワート博士が委員長をしている英国・放射線防護局（ＮＲＰＢ）から報告書が発表されました。その際には「八歳以下では携帯電話の使用を禁止するべき」との委員長談話が発表されています。まだ「安全性が確立されていない」のですから、「予防原則」に立って子どもたちを守るのが大人の責任なのです。子どもに携帯電話を使用させないように心がけたいものです。

3　高周波電磁波の人体に及ぼす影響

◉レーダーなどの人体影響

イタリアのマルコニーが大西洋横断の通信に成功したのは一九〇〇年なのですが、それ以来高周波電磁波はまず通信技術として発展してきました。発信器や電気回路などが発達するとともに利用される高周波の周波数も高くなり、それとともに高周波には熱を与えるような効果があることもわかってきました。一九二〇年頃のことです。身体を温めることができるというので、ジアテルミ療法などが行われ始めたのです。

一方、悪影響の可能性がいわれるようになったのは、レーダー装置が大型化した第二次世界大戦の前後からです。日本では朝永振一郎博士などの物理学者が殺人光線としての開発を進めていたのですが、米国ではレーダー装置の開発が進められました。真珠湾を攻撃してきた日本海軍の機影が設置されたばかりのレーダー装置に写っていたことが明らかになったことからでした。また、夜間飛行もレーダーを使用したローラン航法で可能となるからでした。第二次世界大戦での勝因としてまず上げられるのが、このレーダー技術の差だったのです。ところが、大々的なレーダー装置の実戦配備にとっての心配は、レーダーなどの高周波・電磁波が人体組織を温めることでした。人間の身体は血液で冷やされているのですが、そのような冷却機能の少ない組織が睾丸と目でした。卵の白身のような蛋白質を温めると白濁しやすいのですが、特に心配されたのが白内障でした。

軍の依頼を受けて調査したイエール大学レーダー研究所は一九四四年に「戦時中に限り、レーダー操作員は四時間勤務、四時間休憩とすべき」との報告書を提出したことでもわかりますが、最初から危険性は知られていたのだと思います。しかし、軍事技術として極めて優れているレーダーが危険では困ります。その危険性は隠されることになってしまったといって良いでしょう。一九四八年には「白内障の多発」を指摘するリチャードソン報告（米国）、一九五三年には航空会社従業員に白血病・脳腫瘍・白内障が多発しているとのマクローリン報告（米国）などがあったのですが、冷戦構造下のことですから、問題にされることはありませんでした。レーダー装置の前を横切った四〇歳の男性が腹部が温かくなったと思った直後に嘔吐と腹痛に苦しみ始め、それから十一日後に死亡するというレーダー殺人事件も発生しました。この男性の解剖結果では、腹内がまるで煮たように真っ赤になっていたそうです（一九五七年のマクローリン論文）。このように高周波が危険なことは間違いないことから、米軍もシュワン博士らの研究者の協力を得て規制を行うことにしたのですが、その規制値は当時のソ連の実に一〇〇〇倍もの高い値でした。

その後もレーダー操作軍人の疫学研究が幾つも発表されていて、「ガンが一四・三倍、ホジキンス病が一〇・三倍」とのヒル論文（米国、一九八八年）や「白血病が八・八倍」とのジバルギスキー論文（ポーランド、一九九四年）などがあります。レーダー基地周辺の住民を調べた研究では、「空港レーダー周辺にガンが多い」とのレスター論文（米国、一九八四年）や「軍のレーダー基地周辺に乳児突然死が多い」とのオリアリー論文（米国、一九八九年）などがあります。このような研究は周辺に住民の人々が多く住んでいる場所でなければ調査が困難なこともあって多くありません。日本でいえば、大型レーダー基地の多い沖縄ではどうなっているのか私は心配しています。

小型のレーダーでの問題もあります。米国やカナダでは、速度違反の取締りに「レーダー・メーター」が使用されています。パトカーの窓からでも車のスピードをチェックできるからです。野球のテレビ放送で使われている「投手の投げた球のスピード」も同じ様な装置です。この様な「スピード・メーター」を多用している警察官に、睾丸ガンなどが多発しているとして、警察官の訴訟が多発しています。警察官の奥さんや防犯協会などが、使用禁止を訴えてデモ行進をしたとのニュースを読んだことがあります。野球のイチロー選手の所属している大リーグ「マリナーズ」のあるシアトル市は「レーダー・メーター」の使用を禁止しているほどです。レーダーに使用されている高周波はマイクロ波と呼ばれるのですが、その軍事技術を民生用に応用したのが、食品革命を支えている電子レンジです。

レーダー・電子レンジ・携帯電話の高周波はマイクロ波とも呼ばれているのですが、これには他の電磁波と異なる特徴があります。「ホット・スポット効果」と呼ばれる「熱集中効果」作用があるからです。

太陽光線を凸レンズで集めて黒い紙を燃やしたことはありませんか？　これと良く似た、電磁波が集まって集中するような効果を持っているのです。条件にもよりますが、直径二〇センチメートルの球状組織（大人の頭を模擬しています）に照射すると、中心部で一センチメートルよりも狭い場所に表面より数倍大きな熱集中が生じるとの論文もあります。このようなホット・スポットが人体組織のあちこちにできるわけですから、その影響がどのようになるのかが心配されているわけです。

マイクロ波よりも周波数の大きな（エネルギーの高い）電磁波も使用されつつあります。ミリ波と呼ばれるものですが、最近になって私鉄などの交通制御用に使われ始めました。このような超高周波電磁波は遺伝子・核酸（ＤＮＡ）などに直接影響を与える可能性が指摘されているのですが、安全性の研究すら不十分なままで利用されつつあるのです。

◉ラジオ・テレビ・携帯電話のタワーと人体影響

高周波の電磁波は、周波数の高い（エネルギーが高く、波長の短い）方から「レーダー」「電子レンジ」「第三世代携帯電話」「ＰＨＳ」「第二世代携帯電話」「テレビ」「ラジオ」の順になります。これらの電磁波を使用した通信・放送はまず無線通信から始まり、その後にラジオ放送が開始されました。周波数の低い技術から始まり、技術の進展とともにドンドン周波数が高くなっているわけです。

同じラジオ放送でも周波数の一番低いのがＮＨＫ放送ですが、周波数の低い方が波長が長く、遠方まで電波が届き易いからです。普通のラジオ放送はＡＭ放送で、これより高い周波数範囲を使用しているのがＦＭ放送です。ＡＭは「振幅変調」、ＦＭは「周波数変調」の意味ですが、高周波の波の大きさ（振幅のこと）や周波数に、低周波の電磁波を混ぜる（これを変調といいます）ことによって、いろいろな情報を伝播しているわけです。電子レンジのみは二四・五億サイクルの高周波だけを使用していますが、それ以外の多くは変調した電磁波を使用していますから、高周波のみならず低周波の影響も心配されるわけです。

ＰＨＳや携帯電話は最初はアナログ電磁波だったのですが、いつのまにかデジタル電磁波になってしまいました。テレビもアナログからデジタルに変わりつつあります。アナログよりもデジタルの方が危険性が高いと言われているのですが、「たくさんの情報が送れる」「雑音が少ない」といった便利さ優先で重宝がられています。人体への影響をしっかりと調べてから利用されているわけではないのです。

そのような電磁波を昼も夜も一日中放射しているのが、ラジオ・テレビ・携帯電話のタワーです。携帯電話を一日中寝ないで使用する人はいないでしょうが、タワーからは一日中電磁波が放射されています。タワーの周辺に住んでいる人々にとっては、安全であることが最優先事項であることはいうまでもありません。まして、携帯電話を使用しないような赤ちゃんにとっては、危険性しかないのですから、絶対安全でなければなりません。

電磁波の危険性が知られるようになった一九八〇年代頃から、タワー周辺での疫学研究がなされるようになってきました。高周波でいえば、ラジオやテレビのタワーの周辺が問題になります。一九八六年にはサンフランシスコ公衆衛生局の「ラジオ・テレビ塔周辺で小児ガンが二倍に増加」との発表がありました。この報告は一九九二年にセルビン論文として発表されています。ホノルルの放送タワー周辺でもガンが多いとのアンダーソン報告もありました。高周波被曝している労働者に、白血病・脳腫瘍などが多くみられるとの疫学研究も増えてきました。

中でも衝撃を与えたのが一九九六年のホッキング論文（オーストラリア）という、シドニー（オーストラリア）郊外にある放送タワー周辺の小児白血病を調べた疫学研究でした。タワーから四キロメートル以内の小児白血病と一二キロメートル以遠の小児白血病とを比較したのですが、近くの方が死亡率で二・三二倍に増加しているとの結果でした。リンパ性白血病では二・七四倍の死亡率でした。この研究はオーストラリア最大の電話会社のコンサルタント医師による研究であったこともあって大変有名になりました。

同じような研究にドルク論文（英、一九九七年）があります。これもラジオ・テレビの放送タワー周辺の一四歳以下の子どもを調べた疫学研究ですが、英国サットンにあるタワー周辺二キロメートル以内では小児白血病が一・八三倍、急性リンパ性白血病が三・五七倍にも増加しているという報告でした。五〇〇メートル以内では小児白血病が九倍を超えていたと言うのですから大変です。サットン以外の放送タワーではこのような異常値は見いだされていないそうですが、低いなりに影響が出ているとの論文もあります。そのような放送タワーの周辺の研究を資料としてまとめました（表1—11、七五頁参照）。

二〇〇四年になって、携帯電話タワーの周辺でのガン多発の研究も二件発表されています。二件とも大人のガンを調べた研究です。このような研究もされずに、携帯電話が普及してしまったのです。

それでは携帯電話タワー周辺の小児ガンの研究はあるのでしょうか？　この日本ではあちこちに携帯電話タワーやＰＨＳアンテナがありますから、心配になるのが当然ですが、残念なことにまったくありません。タワーからの電磁波強度は放送タワーに比べると弱いこともあって研究が難しいことと、大人に比べると子どもの数が少ないからです。そんなこともあって、ま

表1-11　放送タワー・携帯タワー周辺のガン疫学研究

（作成：荻野晃也）

論文名	発表年	国名	調査場所	ガンの種類	増加率	95%信頼区間	コメント
［放送タワー］					倍		
ホッキング	1996	豪州	シドニー	小児白血病	2.32	1.35～4.01	4km以内
				小児リンパ性	2.74	1.42～5.27	4km以内
	2000	豪州	シドニー	小児白血病	3.3	1.9～5.7	地域別
ドルク	1997	英国	サットン	大人白血病	1.83	1.22～2.74	2km以内
				大人リンパ性	3.57	0.74～10.43	2km以内
ドルク	1997	英国	全英国	大人白血病	0.97	0.78～1.21	2km以内
アンダーセン	1986	米国	ホノルル	小児白血病	2.08	――	周辺
マスカリネック	1994	米国	ホノルル	小児白血病	2.1	1.08～3.65	4.2km以内
				家族のガン	3.4	――	4.2km以内
セルビン	1992	米国	サンフランシスコ	全ガン	4.88	――	1km以内
保健所の調査	1998	伊	バチカン	小児白血病	6～3	――	人数少ない
クーパ	2001	英国	サットン	全白血病	1.32	0.81～2.05	2km以内
ミケロッジ	2002	伊	バチカン	小児白血病	2.2	1.0～4.1	6km以内
キュン・パク	2004	韓国	10サイト	小児白血病	2.29	1.05～5.98	2km以内
［携帯タワー］							
ウォルフ	2004	イスラエル	ネタンヤ市	全ガン	4.15	――	周辺
				全ガン（女性）	10.5	――	
イーガー	2004	ドイツ	ナアイラ市	全ガン	3.0	――	400m以内

ず放送タワー周辺の疫学研究が行われ始めたわけです。

このような研究をするのに最適な国がこの日本です。東京タワー・札幌タワー・名古屋タワーなどの巨大な放送タワーが繁華街の真中にあるからです。欧米ではほとんどが大阪の生駒山のような山頂に設置されているのとは大違いです。携帯電話タワーも住宅密集地の真ん中にあるのがこの日本の特徴です。欧米の携帯電話システムは大体において大ゾーン方式・中ゾーン方式であるところが日本との相違です。大ゾーン方式ですと一つのタワーで約五〇キロメートル程度の範囲がカバーされますので、山の上とかいった民家から離して建設されることが一般的だからです。ところが日本は小ゾーン方式ですから、数キロメートル以内に一本のタワーが必要となり、それも三つの会社が競いあっていますから、たくさんのタワーが林立することになり、被曝する人の数も増えることになります。

残念なことに、携帯電話タワーに限定した人体影響に関する研究はまだ少ないので、広い意味の高周波被曝から推察するより方法がないのですが、短時間であれ、タワーからの電磁波よりも強い電磁波を受けているはずの携帯電話の使用者ではどうなっているのでしょうか？　世界中で二〇〇五年九月で二〇億台になっているのですから、使用者の関心も高まっています。本当に安心なのでしょうか。

●携帯電話による人体影響

携帯電話の使用は一九八一年にスウェーデンで始まりました。人口密度が低く、冬期のスウェーデンでは車の故障は死に直結することから、緊急時の連絡手段として携帯電話システムが導入されたのです。環境にうるさいといわれるスウェーデンでは、携帯電話に対する反対はほとんどありません。緊急用に利用されることが多く、危険性も認知されているからで、有線電話と共有されているようです。しかし、若者を中心として日本と同じように良く使用されるようになっているようです。最初は自動車電話といわれていたように高価なものだったのですが、技術的な改良によって価格が急低下し一九九五年頃から世界中で急激に増加してきました。有線電話網の遅れているアジアやアフリカでも大人気で、中国の携帯電話台数は二〇〇一年七月末で一億二〇六〇万台となり米国の一億二〇一〇万台を抜いて世界最大になりました。二〇〇六年では三億台をこえています。先進国でも若者を中心に爆発的な普及率になっていて、西欧では二〇〇一年末に七四％に達すると予想されています。この日本でも二〇〇七年一月末で一億二二万台（ＰＨＳを含む）と普及率も七八・五％になりました。二〇〇一年夏から頭打ち傾向は見られますが、第三世代携帯電話の登場もあって更に増えることは間違いないでしょう。韓国・台湾・シンガポールでも日本と同じ傾向なのですが、欧米と異なり危険性の方は全く問題にされていません。

メディアが危険性を国民に知らせようとしないのが一番の原因なのですが、困ったことだと思います。危険性が証明される以前に「国民に知らせるわけにはいかないのだ」そうですが、それでは「危険性が証明される」までは「安全だと宣伝している」ことになるのではないでしょうか。そんな考えではこの地球の環境や我々の健康はいったい誰が守ってくれると言うのでしょうか。環境ホルモンもそうですし、オゾン・ホールも地球温暖化も原子力発電所もそうだったように私には思われます。

二〇〇〇年五月、英国でスチュワート報告が発表されました。英国政府の委託を受け、いろいろいろな利害団体などから完全に独立した中立的な委員会であることを標榜した報告書なのだそうですが、「一六歳以下の子どもは携帯電話を使用させないように」との勧告を委員長が発表したことから、この日本でも報道されました。携帯電話は頭の真横で使用するわけですから、放射されている電磁波の約半分は頭に吸収されています。子どもの頭の頭蓋骨はまだ軟らかく、また脳神経も発達途上であることなどから使用禁止するよう勧告したのです。英国では一六歳以下が義務教育期間であることも理由の一つです。義務教育を過ぎれば、携帯電話の使用による危険性と利益とは、個人が判断すべきことであるというわけです。

私は、携帯電話は小型の電子レンジであって携帯電話を使用している人は「脳腫瘍などの危険性を調査するための志願者」だといっています。大げさな言い方かも知れませんが、それだけ「携帯電話は安全である」という研究が少ないからです。携帯電話による脳腫瘍の増加を発表した最初の疫学研究が一九九九年春のハーデル論文（スウェーデン）なのですが、それを含む危険性を示すいくつかの研究を紹介したのが英国の公共放送BBC・TVの特集でした。その放映がスチュワート委員会のできた理由の一つでもあるのですが、一方の日本の公共放送であるNHK・TVはそのBBC放送の特集をBS放送で紹介はしましたが、私の見ている限りでは総合TVでは安全性の紹介しかしていないようです。外部の圧力に負けているのではないでしょうか。NHKはBBCをモデルとして作られたそうですが、その違いに悲しくなるのは私だけではないのではないでしょうか。

ハーデル論文はスウェーデンの携帯電話使用者を調べた研究ですが、左側で携帯電話を使用している人では左側の脳腫瘍が、右側で使用している人では右側の脳腫瘍が二・五倍に増加していて、その反対側では増加が見られないと言う衝撃的な内容でした。

その後の二〇〇〇年一二月から二〇〇一年二月にかけて、米国で二件、デンマークで一件の「携帯電話使用と脳腫瘍」に関する疫学研究が発表され、いずれの研究も「脳腫瘍との関連は見られない」という結果だったとして、日本でも報道されました。しかし、いずれの研究も携帯電話の使用期間が極めて短く、これでは脳腫瘍になるはずがないと思われるものばかりなのです。それだからこそ、その後の二〇〇一年五月末に発表された米国議会の調査機関である米国会計検査院（GAO）の報告書にも「今までの研究は短期間の調査ばかり」であり、「人体に有害かどうかの明らかな結論が得られるまでには、まだかなりの年数が必要」で、「影響がないというわけにはいかない」と書かれています。そして「利用者に適切な情報公開を行うこと」をも勧告しているのです。「安全宣言」しかしない日本との相違に驚かされます。

脳腫瘍以外にも目のガンが四・二倍に増加しているとのドイツの疫学研究が二〇〇一年春に発表されました。現在、世界保健機構（WHO）が中心となって、七〇〇〇人の脳腫瘍患者を対象に「携帯電話と脳腫瘍」の研究が行われています。「インターフォン計画」と呼ばれていて二〇〇三年末にはまとまる予定でしたが、二〇〇八年一二月でもまだ報告されていません。

しかし、幾つかの国での研究が二〇〇四年から発表され始めています。その中で、一番話題になったのが、スウェーデン・カロリンスカ研究所の報告です。一〇年以上を経過すると、聴神経腫瘍が急増するとの内容だったからです。左右交互に使用している場合は、一・九倍の増加なのですが、片方のみで使用していると三・九倍の増加になるとのことで、世界中の話題になりました。二〇〇五年には北欧・西欧五カ国の聴神経腫瘍の報告もありましたが、一・八倍の増加を示していました。それに対して、二〇〇六年八月に発表された日本の疫学研究では、増加は示されなかったとのことですが、一〇年以上の患者数は一人ですから信用出来ません。この日本の研究を含めて二〇〇六年一月から二〇〇七年二月までの間に発表された「携帯電話と脳腫瘍」の疫学研究は七件あるのですが、「影響が見られない」のが三件で、「影響あり」が四件でした。いずれにしろ、最終的にどのような結果になるか世界中が注目しているのです。

携帯電話による人体影響は何もガンだけではありません。他にもいろいろな影響報告がありますので、一九九五年以降の主なものを簡単に紹介しておきましょう。「脳波が変動」（フォン・キッチング、一九九五）、「脳の血液関門が変化」（サルフォード、一九九七、二〇〇三）、「細胞の増殖が変化」（クウィー、一九九七）、「頭痛・記憶喪失などの増加」（マイルド、一九九八）、「反応時間の変化」（プリース、一九九九）、「脳の生理機能に影響」（アケアマン、二〇〇〇）、「メラトニンの減少」（チェリー、二〇〇二）、「頭痛の増加」（サンティニ、二〇〇三）、「ＤＮＡの損傷」（レフレックス報告、二〇〇四）、「遺伝子の発現が変化」（ディエム、二〇〇五）、「タンパク質活性の低下」（ポーラジ、二〇〇六）、「卵巣中の細胞死」（パナゴプウロス、二〇〇六）、「精子の減少」（アガーワ

図1-6　携帯電磁波被爆とDNA損傷
RF被爆（1800MHz、SAR2W/kg）- ヒト線維芽細胞アルカリ彗星分析

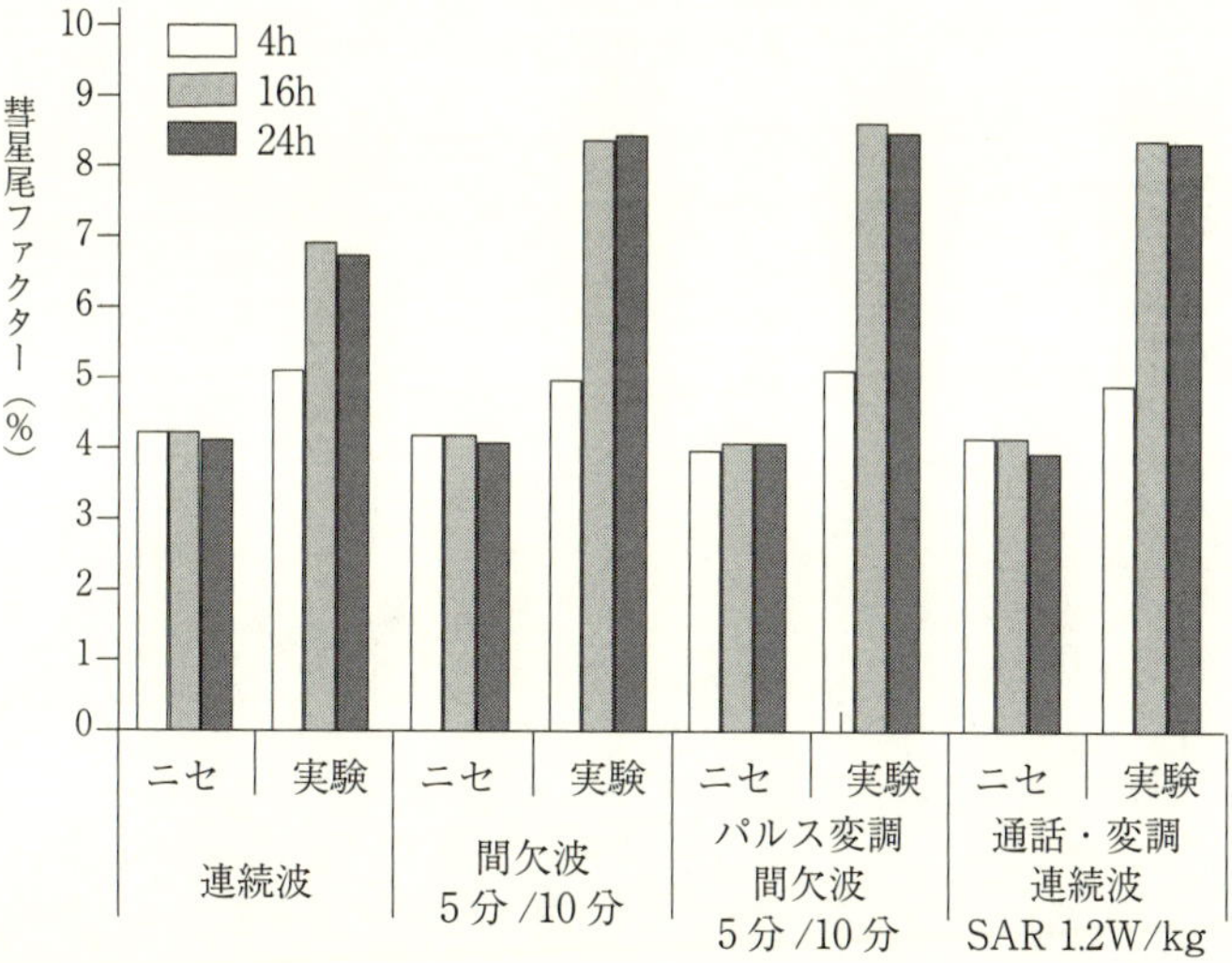

ル、二〇〇六）などです。この中でもレフレックス報告（図1—6、八一頁参照）は、西欧の七カ国一二研究機関で合同で行われていた研究であり、世界中で大きな話題になりました。

携帯電話の様な高周波を今までの人類は経験したことがないのです。その電磁波を、こともあろうに頭の近くで使用するようになったのは、ここ最近のことです。勿論、自然界にも高周波の電磁波はありますが、携帯電話で使用されているマイクロ波の強度は自然界の強度に比べると、とても強いのです。レーダー網などで増加していた上に、人工衛星放送・通信や携帯電話を使うようになったことで、地表面のマイクロ波強度はすでに自然界の数十倍

に増加しているといって良いでしょう。そのようなマイクロ波に対処できるような機能をこの地球上の生物が持ち合わせているかどうかがいま問われているのです。

◉レフレックス報告

レフレックス・プロジェクトは、携帯電話や送電線などの電磁波が細胞に影響を与えるかどうかを調べるために、ＥＵ（欧州連合）などの出資者によって行われたＥＵ七カ国・一二研究所が参加した共同研究プロジェクトでした。その結果が二〇〇四年末に発表されました。

いずれの電磁波被曝でも培養細胞のＤＮＡが切断されたのです。ＤＮＡが破壊されたりしますと、形がくずれることになります。彗星尾ファクターとよばれるそのくずれの大きさを調べたところが、被曝強度が強くなるにしたがって大きくなっていたのです。携帯電話の場合のＳＡＲ値が日本の規制値の約一〇分の一の場合でもくずれが見られていますし、五〇サイクルの電磁波では五〇〇ミリガウス以下でもくずれが発生しています。

二〇〇五年に正式論文として発表されたウィーン大学の論文を図1―6（八一頁参照）に示しました。ヒトの線維芽細胞に一八億サイクルでＳＡＲ値が二Ｗ／kgに相当する電磁波を照射した場合の例です。電子レンジのような連続波の場合に比べて、携帯電話に使用されている「パルス変調・間欠波」や「通話変調・連続波」の方が大きなくずれを示していることを報告しています。批判する報告もありますが、今後の展開が待たれます。

［コラム7］放射線防護計測委員会（NCRP）・八九―三小委員会報告書（ドラフト）

ＮＣＲＰは米国の放射線防護基準値などを決める権限のある委員会です。その委員会の中の小委員会が一九九五年六月に八〇〇ページもの報告書を作成しました。その内容の中から、電磁波に関する二つの結論部分を紹介します。

〔暫定ガイドラインの結論〕

「〇Hz近くから三〇〇〇Hzの周波数電磁場を対象とする」

「家庭・学校・産業環境以外での最大許容電磁場強度を三年後には、一〇ｍＧ、一〇〇Ｖ／ｍを越えないように規制する」

「六年後に再検討しつつ、五mG、五〇Ｖ／ｍとする」

「一〇年後には、技術的な観点と社会経済的検討を行なった上で、二ｍＧ、一〇Ｖ／ｍのガイドラインを確立するよう選択されるべきである」

というものです。


また職業上の電磁波被曝に関しても次のような提案がなされています。

「一〇年後には、八時間の勤務中で一時間以上の被曝をしてはならない」

「その一時間以内の被曝ガイドラインとして一〇〇mG、一kV／m以下であること」
〔将来の進展を考慮した被曝ガイドライン〕
①　新しい保育所・学校・運動場は、交流六〇Hz磁場が二mGを越える場所に作ってはならない。
②　新築の家は、現存する高圧送電線下に建設されるべきではない。また、現存の高圧送電線近くに新築する場合、交流磁場が一日に二時間以上にわたり二mG以上となるような場所には家を建ててはならない。
③　新しい送電線・配電線は、現存する家での磁場強度が二mG以上となるような場所に設置されてはならない。
④　新しい事務所や企業の環境は、高レベルの個人被曝問題を考慮して、間欠的パルス被曝を減らし、〇Hz近くから三〇〇〇Hz周波数の交流磁場が一mG以下となるように設計されるべきである。

〔コラム8〕電磁波過敏症

電磁波過敏症が最初に報告されたのは旧ソ連で、一九七四年のことでした。その後、一九八七年には米国のスミスが報告をしています。命名は、ダラス（米）にある環境病院の院長であるレイ博士で一九九〇年のことでした。国際会議も開催されていて、九〇年代初めには世界で二〇〇〇人以上の患者（米で七〇〇人以上）が発見されていたのですが、最近になるほど増加してきています。家の中では寝れない患者の報告もあります。（スウェーデン一九九五年）。電磁波過敏症を認知しているスウェーデンの一九九九年の調査では、電磁波過敏症の人は約1．5％程度（IT関連企業では数％と高くなる）とのことでしたが、その後の研究ではドンドン増加してきていて、このままの勢いであれば「二〇一七年には五〇％に達する」とのことです。すでにこの日本でも一〇〇万人以上の人が苦しんでいるかもしれません。

化学物質過敏症の人の約八割が電磁波過敏症ではないかとも言われています。二〇〇七年一月には、厚生労働省の「健康科学総合研究事業」の一つとして「微量化学物質によるシックハウス症候群の病態解明、診断、治療対策に関する研究」（主任研究者・石川哲）が発表されていますが、その中に「電磁波過敏症が初発症状と考えられた七症例」が報告されています。日本での最初の報告例です。その「研究要旨」には「わが国ではこの問題には、多くの医師が無関心を装い興味があっても、公の場で症例を呈示して議論する機会は殆ど皆無の状態である」と書かれています。これを機会に、医学界での関心が高まることを期待したいものです。

電磁波で免疫機能が低下するとの城内報告（日本一九九七年）もあり、ポケモン事件（一九九七年一二月、テレビを見ていた子ども約七〇〇人が倒れる）も電磁波過敏症だといえるでしょう。ケータイで「アトピー湿疹が悪化する」「血漿でも異常」「アレルギー鼻炎は無関係」という木俣論文（二〇〇二年）が世界で初めて発表されましたが、日本では無視されています。アトピーや花粉症などは、皮膚のマスト細胞などが敏感に反応するために起こると言われているのですが、電磁波被曝でマスト細胞が影響を受けているのではないかとの研究も行なわれ始めています。

電磁波過敏症を認知すると、電磁波に対する基準値を大きく引き下げる必要があり、国際会議でも議論されています。世界保健機関（WHO）のホームページにファクト・シート報告予告（二〇〇一年一二月末までに電磁波過敏症に対する見解を発表するはずだった）があったのですが、二〇〇二年一月になってその予告リストがホームページから消えました。その直後に、ブルントランドWHO事務局長（元ノルウェー首相で小児科医）が記者会見で「私は電磁波過敏症患者です」と告白しています。

『朝日新聞』（二〇〇三年八月二一日）『読売新聞』（二〇〇三年九月四日）が「電磁波過敏症」のことを報道したのですが、ケータイ使用で脳の血流が影響をうけることを報じたのです。WHOなどが「電磁波過敏症」の国際会議を開催（チェコ二〇〇四年一〇月）しているのですが、二〇〇五年末になってWHOが「電磁波過敏症」のファクトシートをようやく発表したのですが、「研究結果は関連性を示さなかったが、存在することは認めた」との矛盾した内容でした。最終報告書ではどのように記述されるのでしょうか？

II　電磁波の強度と測定方法

◉電磁波の強度（高周波の場合）

電磁波の強さを測定する方法には、いろいろな方法がありますが、電磁波の種類によって、測定方法も強さの単位も異なります。すでに述べたように、電磁波の内のエネルギーの一番高いものはガンマ線という電離放射線で、一番エネルギーの低いのが、五〇サイクル領域の電磁波です。

エネルギーの高い電磁波は粒子（フォトン）としての性質を重視していますが、五〇サイクルなどの電磁波は、粒子性よりもフィールド（場）で考えることの方が多いのです。「場」というのは、電磁場のことで、電場、磁場に分類されます。界ともいいます（コラム1、三五頁参照）。最近では、電界、磁界とよぶ方が一般的のようです。それ等の電磁波に対応して測定方法が異なります。

ガンマ線やエックス線などは、電磁波の粒子を一つひとつ測定することで、その電磁波エネルギーが分かります。エックス線よりもエネルギーの低いのが順に紫外線、太陽の光、赤外線となるのですが、いずれも身体にあたると暖かく感じたりします。ですからこれらの電磁波や、さらにエネルギーの低い高周波なども含めて、熱の単位で測定することが多いのです。ある面積にどれだけの熱を受けるかという考えでワット（W）単位で測定されます。私たちが家庭で使用している電気製品の内では、照明に使っている光が最もエネルギーの高い電磁波で、その次が赤外線です。さらに電子レンジや携帯電話に使われるマイクロ波という高周波がつづきます。このような電磁波の特長の一つは物をあたためる効果があることです。

一番分かりやすいのは、電子レンジの場合です。電子レンジの中へ、凍った肉を入れて解凍しようとされたことはありませんか？　電子レンジには、物を調理するための機能と解凍したりパンを焼いたりする機能とがありますが、前者はマイクロ波のみを照射していて、後者の場合は、ヒーターをも使ったりして熱で温めているわけです。マイクロ波のみで解凍しようとされたことはありませんか？　そんな場合は肉の表面だけが、煮えてしまうのに、肉の中は凍ったままだったという経験をなされたと思います。なぜこんなことになるのでしょうか？　不思議に思って、調べた方もあるかもしれません。だけど、調べても分からなかった人も多いはずです。

電子レンジは、二四・五億サイクルのマイクロ波で物を温めます。このマイクロ波が水などの分子をゆり動かし、その分子の振動で温度が上がるようになっているのです。この領域のマイクロ波は、水の分子をゆり動かすのには適しているのですが、氷の分子はこの領域のマイクロ波では全くゆり動かされません。ですから温かくなる効果が格段に少ないというわけです。そんなわけで、肉の表面は水にぬれていて、煮えたように変色するのに、凍ったままの肉はマイクロ波を吸収しないものですから、解凍に失敗してしまうのです。

電子レンジよりも少しエネルギーの低い電磁波が携帯電話です。第二世代では一〇億サイクル前後の、第三世代では二〇億サイクル前後のマイクロ波が使われています。それよりもさらに低いのがテレビ、ラジオなどの電磁波です。ＮＨＫ第一のラジオは六六・六万サイクル（大阪圏）、五九・四万サイクル（東京圏）です。テレビ波、ラジオ波と呼んでいますが、電磁波というよりは電波といった方がわかり易いかもしれません。

何キロメートルも遠くに離れたテレビ塔からやって来るこの電波で、どうしてテレビが映るのか不思議に思われた方もあるでしょう。電波は波の性質もありますから、テレビ塔から四方八方に電波が放出されています。それをアンテナでうまくつかまえるのです。衛星テレビの場合は、人工衛星が数百キロメートルも上空にありますから、どうしても電波が弱くなってしまいます。その微弱な電波を効率良くつかまえるために、まるで凹面鏡のような丸いアンテナで電波を集めて、前に置かれている小さな機器の所へ集めることが必要なわけです。電波が光と同じ性質があることがわかると思います。

このような電波といえる高周波電磁波の強度のことを電力密度といってmW／㎠またはμW／㎠の単位であらわします。

一平方センチの面積に通過する電波の強度を熱の単位（ワット）で示すわけです。また、人体への影響を考える時は、さらにこのような電力密度の電波をどれだけ人体組織が吸収するかという単位を考えます。電子レンジの中の凍った肉のことを考えるとわかるでしょうが、解凍されてしまった肉であればエネルギー吸収が大きく、凍った肉では吸収しないからです。この吸収のことを「エネルギー吸収比」といって「SAR値」とよびます。W／kgの単位で、これは一kg当たりのエネルギー吸収量（ワット＝W）を意味します。

人体全身で考える「SAR値」のことを「全身SAR値」とよびます。身体全体がどれだけのエネルギーを吸収するかを考えるわけです。また頭とか手・足などの部分部分の組織で考える時は、組織一グラムまたは一〇グラム当たりの「部分SAR値」で示します。

携帯電話は頭の近くで使用しますから脳への「部分SAR値」が問題になります。そのために、世界中で携帯電話による「頭への部分SAR値」を低減させることが行われています。

消費者も、できるだけ頭を温めたくありませんからSAR値の低いものを求めているのですが、欧米の場合と異なり、日本ではメーカーも総務省もその値を発表しようとはしませんでした。私も以前から『週刊金曜日』という雑誌の方々と一緒になって要求しつづけて来たのですが、ようやく二〇〇一年六月に現・総務省は公開にふみ切りました。

その報告書をよんで驚いたのですが、できる限り「部分SAR値」が低くなるように測定がなされているのです。携帯電話は、「イヤホーン使用」が一番安全で、次が「頬にピタッとつけてアンテナを頭から離して使用」、一番悪いのが「アンテナを頭につけて使用」なのですが、この報告書では「アンテナを伸ばして使用」するのが一番安全だという結果になっているのです。不思議に思って調べてみますと、アンテナを伸ばして頭から離した場合のみを測定しているからだということがわかりました。

携帯電話を頬から離しますと、アンテナが頭に近づくことになりますが、それでは「部分SAR値」が高くなってしまうので、そのような場合を調べないことにしたようです。

それでも日本で販売されている携帯電話の「部分SAR値」が始めて公表されたのですから、その値を表3―1（一二二頁参照）に示しました。

最大値のみをリストアップしてありますが、どこのメーカーのものが安全かという一つの目安になると思います。

◉電磁波の強度（低周波の場合）

ラジオ波とよばれるラジオの電磁波よりもエネルギーの低い、つまり周波数の小さいものを低周波とよんでいます。その一つが電磁調理器（IHクッキングヒーター）で使われている電磁波です。電磁調理器は大体数万サイクルの電磁波発生器があって、その電磁波の渦《うず》で上のものを温める構造になっています。それ以外に高調波と呼ばれる整数倍の電磁波も放射していますので、数十万サイクルの電磁波も含まれます。

さらにエネルギーの低い電磁波がテレビ画面などから放射されています。テレビ画面は、ブラウン管という大きな真空管を使って、電子の粒子をブラウン管の中に塗ってある発光材に照射して色を出しているのです。その電子を振って（スウィープ）いろいろな色を発行させるた

図2-1　テレビ前面での電磁波強度

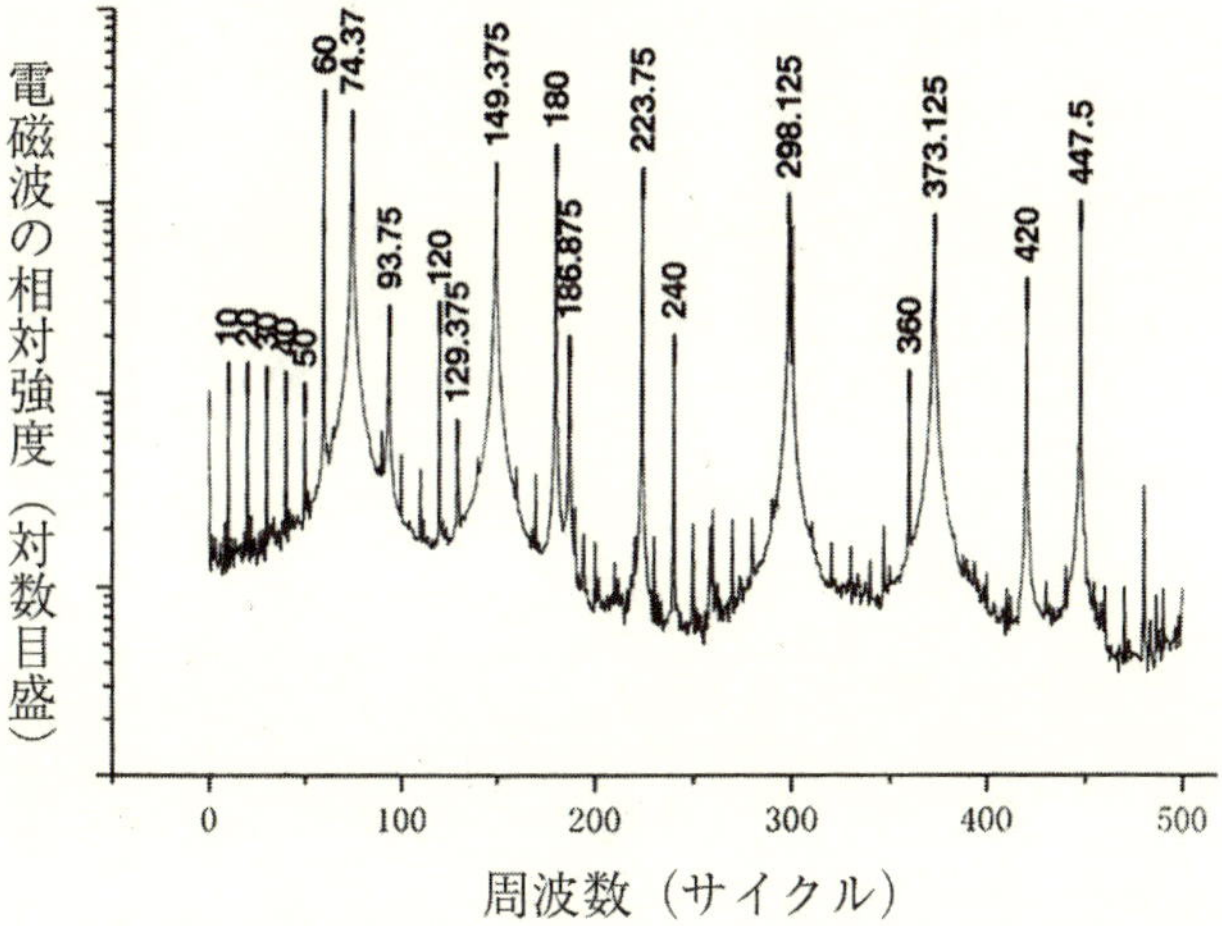

めのフライバック・トランスから一〇〇〜数万サイクルの電磁波が出ています。このように電気製品から放出される電磁波は複雑なのです。もちろん、電子レンジ、電磁調理器、テレビは、いずれも五〇や六〇サイクルの電気を使っているわけですから、このような低いサイクルの電磁波も同時に放出しています。

テレビでは、一番強い電磁波が五〇／六〇サイクルですが、高調波と呼ばれる五〇／六〇の整数倍（つまり二倍、三倍、四倍、五倍……）の低周波電磁波も出ています。それとほぼ同じ強度のものがフライバック・トランスや電気回路から出ています。どんな周波数が出ているのかがわかるように、テレビの画面に近づけて測定した電磁強度の変化を図2-1（九三頁参照）に示しました。横軸が周波数で、縦軸が強度です。五〇／六〇サイクルよりも低い周波数のものも放射されています。

これらの極めて低いエネルギーの電磁波のことを電波の波の波長から分類して、超長波といったり、極超長波といったりしていますが、エネルギーの低い電波領域のこれらの電磁波は、サイクル（c／s）とかヘルツ（Hz）といった周波数で呼ぶことが多いのです。また、太陽の光からラジオ波などの電磁波の強さは、ワット単位で考えることが多いのですが、超長波（つまり超低周波）や極超長波（極超低周波）などを含む低周波の電磁波では、電磁場としてその強さを表すことが行われています。電場と磁場です。その典型例が五〇や六〇サイクルの変動電磁場なのです。

ここで電磁場のことを少し説明しておきましょう。電磁波には変動するものと変動しない静かなものとがあります。私たちの身のまわりにある自然現象を見てみましょう。子どもの時にセルロイドの下敷きをこすって、小さな紙片をすりつけて遊んだことはありませんか？　頭の髪の毛がすいつけられたりもしますね。これは静電気といって、セルロイドには正の電気がたまり、反対の毛の方には負の電気が誘導されて、正と負とで吸いつくのです。もし吸いつかないように少し離れている場合には、セルロイドと毛の間には電圧がかかっていることになります。その電圧を距離当たり何ボルトかという単位で考えるのが、電場です。一般にはV／mの単位で考えます。つまり一メートル（m）にどれだけの電圧（ボルト＝V）がかかるかという単位です。

もう一つの磁場というのは何でしょう。棒磁石を使うと鉄粉などが磁石のN極とS極との間できれいな楕円状の縞模様を作ります。磁石から離れるとその縞模様がくずれます。近くが強くて距離と共に弱くなります。このような磁石の作用を磁場といっています。冷蔵庫にメモ用紙をとめるのに使っているマグネットというのも磁石でできています。私たちの住んでいるこの地球も大きな磁石です。コンパスという方位計を山歩きの時などに使って、北と南の方向を調べますが、コンパスの中の細長くて軽い磁石が地球の磁石の方向に引き寄せられているわけです。

このような磁場の強さの単位をガウス（G）といいます。テスラ（T）という単位も使われますが、ここではガウスに統一しています。テスラはガウスの一万倍に相当します。よく使うのは、「ガウス」の一〇〇〇分の一の「ミリガウス」（mG）という単位です。地球の磁場は約五〇〇ミリガウスです。東京都心などは関東ローム層という火山灰質の土が一〇〇〇メートル近く積もっているので、地球の磁場が少し弱くなっています。鉄鉱石の多い所では少し強くなっています。メモ用紙をとめるのに使うマグネットは三〇万ミリガウス（三〇〇ガウス）ぐらいです。

ここで述べたような自然にある電場や磁場のことを静電場や静磁場といっています。電圧の正・負が変化しないし、磁石のN極・S極も変化しないからです。ところが電波などの電磁波の作る電場や磁場は、電磁波の周波数に応じて変動しています。六〇サイクルの交流電気で作られる電場や磁場は一秒間に六〇回も正・負やN極・S極が変化しています。人間への影響を考える時に重要なのは、この変動電磁場なのです。その中でも、超低周波や極超低周波の電磁場がまず問題だといわれてきました。

◉測定方法

電磁場の強さを測定するのは、素人では少し難しいでしょう。定性的に「強いか弱いか」といった傾向を知りたいと思うのでしたら、簡単ですので、その方法をまずお教えしましょう。小型のラジオを使う方法です。まず低周波の電磁波を測定する場合から紹介します。

小型の簡単なラジオでAM放送を聞いて下さい。周波数の一番低い所の放送局に合わせましょう。大阪圏ですと五五・八万サイクルのラジオ関西、東京圏ですと五九・四万サイクルのNHK第一が入るはずです。そこでAMの周波数を更に最低にセットして下さい。五〇万サイクルあたりが最低だと思います。そこにセットしてボリュームを最大にするとノイズが大きくなってザーッという音だけがします。その状態で測定したいと思う電気製品に近づけて見てください。ザーッというノイズ音が大きくなるはずです。これが、電磁波漏洩をひろって、ラジオにノイズとなって入ってきた証拠です。六〇サイクルの電磁波であっても、ラジオの中の回路で発生している電磁波がノイズとして音を大きくするわけです。もし数十万サイクルの電磁波を出すような電気製品があったとすると、とてつもない大きな音になるはずです。電磁調理器やインバーター式蛍光灯などがそれに相当します。

テレビを見ている時などに、近くの道路をダンプカーやオートバイが通ると、テレビ画面にチカチカのノイズが入ったりすることがありますが、それも同じ現象です。ダンプなどのエンジン・プラグのスパークによって電磁波ノイズが出て来ているからです。また携帯電話を近づけて見ると、テレビ画面がおかしくなるのがわかると思います。通話していなくても、携帯電話からは電磁波が放射されているからです。

高圧送電線の近くでは、テレビがうまく写らないことがありますし、電話などにも雑音が入ることがよくあるのですが、これも送電線から漏洩してくるコロナ放電などによる電磁波（ノイズ）のためなのです。ですから、ＮＴＴなどは高圧送電線近く（約五〇〇メートル以内）の電話線にはノイズを防ぐための特殊なシールドを電線の外側にまいているそうです。

ところで、ラジオのノイズの大きさが電磁波の強さだというわけではありません。六〇サイクルと五〇万サイクルとでは効率が異なるからです。ラジオの周波数として、五〇万サイクルにセットしたのですから、その領域の電磁波に対しては大変感度が高いのですが、六〇サイクルの電磁波に対しては感度が低いからです。ですから、測定しようとしている電気製品がすべて六〇サイクルの電磁波漏洩をしているものばかりであれば、ラジオのノイズ音の大きさが電磁波の強さに対応していると考えてよいわけです。

ところが、電場と磁場の区別はこの方法ではまったくつきません。電気製品の多くは電場漏洩の方は極めて少なくなっていますので、大体は磁場の効果と考えてよいでしょう。この方法で電磁波漏洩の程度はわかるのですが、それでも大体の大きさを知りたいのでしたら、こんな方法があります。

五〇万サイクルにセットしたラジオを持って屋外へ出て下さい。電柱から自分の家の電力メータの所へ一〇〇ボルトの電灯線が来ているはずです。電力メータをよく見ますと、クルクルと回転している円板があります。この円板の回る速度は、家庭で使用している電力に比例しています。一回転するごとに、円板の上にあるメーターの数字が一つずつ増えていきます。それを見れば、家で使っている電力がわかります。もし正確に知りたい場合は、一時間の間にメータがどれだけ増えているか調べるのが良いでしょう。例えば一時間に「一キロワット時（kWh）だけ増えていたとすれば、その家で使っている一〇〇ボルトの電流は一〇アンペア（A）だということになります。電灯線などは、二本の線を近づけたうえに、さらにねじってもありますし、銅シールドもなされていますので漏洩はより少なくなっています。

図2-2（九九頁参照）は電場と磁場の関係を示したものです。磁場の強度は電線に流れる電流に比例します。図に示されているのは、電線に一〇アンペア（A）の直流の電流が流れている場合の電線からの磁場の強度を示してあります。四メートル離れていても五ミリガウスという高い値を示しています。電灯線は交流ですから、この値よりも大幅に低い値になります。一

図2-2　電場と地場の強度

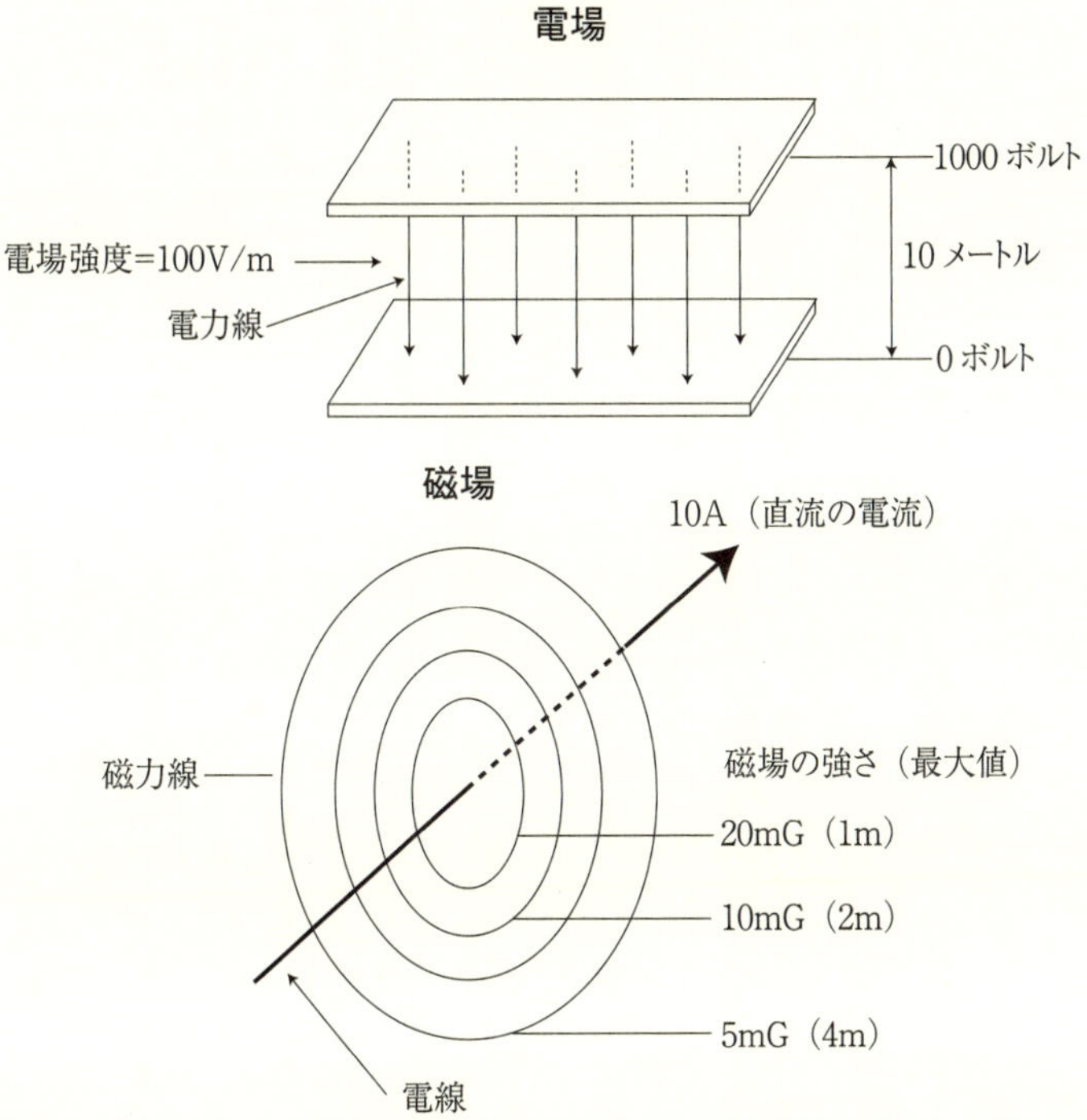

○アンペアの流れている電灯線ですと、その線から一メートル離れた所での磁場の強度は大体○・五～一・○ミリガウスほどになります。その場所でのラジオのノイズ音を聞いておいて、それを目安にして電気製品を測定してみれば、おおよその値が分かります。ただし、電力メーターや電柱に近いところで測定してはいけません。電力メーターや電柱の配電線・トランスからの電磁波が入り込んでくるからです。ちょ

うど、真中あたりで測定するのがよいでしょう。電灯線から一メートルの所で測定できない場合は二メートル離れてもよいのですが、その時は大体〇・二〜〇・五ミリガウスということになります。しかしあまり離れますと、電灯線以外からの電磁波が入ってくることになりますので、妨害電波が少ないことを確かめて、一番良い位置を選びましょう。

もし、ラジオの向きによってノイズ音の大きさが変わることに気付かれましたら、一番大きくなる位置を覚えておいて下さい。電灯線に対して垂直方向に磁場は広がって行きますし、磁場の方向も図の様になっているからです。ラジオにノイズが一番大きくなる方向が、六〇サイクルの電磁波に一番感度の良い方向だということになります。そのようにして、電気製品を測れば、おおよその磁場強度を知ることができます。

低周波の場合と異なり、携帯電話の高周波の電磁波の強度を測定するのは更に困難です。ある程度の強度を知りたいとしても、低周波の場合のように小型のラジオを使ってノイズ音を利用するにも限界があります。それでも、簡単に調べるにはラジオを使用するしか方法がありませんので、まずその方法を紹介します。

一般に売り出されている小型のラジオはAM放送、FM放送は確実に聞くことができます。テレビやUHFテレビまで聞けるのもありますから、周波数で言えばFM放送では一億サイクル、UHFであれば七億サイクル程度までを聞くことができるはずです。携帯電話などのマイクロ波は第二世代の携帯電話で約一〇億サイクル、第三世代で約二〇億サイクルですから、今度は周波数をできる限り高く設定してノイズ音を聞くわけです。FM放送の場合は、各地のシティFM放送がありますから、周波数には用心して下さい。ノイズしか聞けないようにして測定してみて下さい。ノイズ音が大きくなれば、高周波電磁波の強度が強いことになります。

但し、電磁波が強すぎるとかえってノイズ音が出なくなることがありますから注意して下さい。ラジオの回路に入ってきたノイズでその回路の機能が麻痺してしまうからです。

一九九九年の五月五日の子どもの日の昼に放映された番組のことを思い出します。兵庫県川西市のある場所で、自動車のラジカセが突然聞こえなくなる場所があると言うので、私に測定依頼がありました。

交通信号や送電線、さらに携帯電話タワーが近くにあるのですが、数メートル範囲のみで音楽がストップするというのです。低周波と高周波の測定器を持って測定したのですが、一〇〇メートルぐらい離れた携帯電話のタワーが原因でした。道路が急坂になっているのですが、タワーが下の方にあるために電磁波がもろにやってくることに加えて、横にあるビルの壁から反射した電磁波がやってきているためでした。周辺の家ではテレビやクーラーのスイッチが勝手に入ったり切れたりするので不思議がられていたそうです。

音楽のなっているラジカセをそこへ持って行きますと、音楽がプッツと消えてしまいます。タワーからの電磁波でラジカセ内の回路が機能しなくなって死んだようになってしまうわけです。強度は一〇μW／㎠前後でしたから、現行の日本の規制値の一〇〇分の一程度の強さです。

ラジオを使って電磁波の強度を調べようとした場合はこのような場合もありますので注意が必要です。

◉市販されている測定器

小型ラジオを使う方法は、定性的なおおよその電磁波強度しか測定できませんし、周波数による相違などもわかりません。どうしても、数値で電磁波強度を知りたい場合は、市販されている製品を購入するのがよいでしょう。

まず、低周波用の測定器のことを主に紹介しましょう。アメリカでは二〇種類以上もの簡易型測定器が市販されているのですが、この日本には日本製のものはまったくありません。日本製のもので、〇・一ミリガウスまで測定できるのは、研究用の高価な製品しかありません。私も一五年ほど前に「一般に使えるような簡便な電磁波測定器を作って欲しい」と測定器メーカの友人にたのんだことがあるのですが、「そんなもの売れませんよ」と笑われてしまいました。欧米との相違に驚いたものです。

私の持っているアメリカ製のものは七種類ですが、一〇〇ドル前後から数千ドルまでいろいろとあります。ここでは一〇〇~五〇〇ドル程度の測定器のことを説明しましょう。安いものは、電磁波モニターと呼ばれていて、大体の磁場強度がわかるようになっていますが、最低目盛が一ミリガウスのものが多いようです。

アメリカ製のモニターには、二～三ミリガウス以下を「安全レベル」、三～一〇ミリガウスを「注意レベル」、一〇ミリガウス以上を「危険レベル」と表示しているようなものもありますから、そんな目盛にまどわされないようにして下さい。私は、〇・一ミリガウス未満を「ガマン（安全と考えて良い）レベル」、〇・一～数ミリガウスを「用心レベル」、数ミリガウス以上を「危険レベル」と考えていますので。

ところで、それらの外国製品を日本でも輸入販売しているところが幾つもあります。東京の「秋葉原」でしたら、数種類ほど見つかるはずです。大阪の「日本橋」でも売っています。一番良く知られているのが、大阪の「フルモト商事」です。インターネットで調べればすぐにわかります。雑誌などに宣伝されているものもありますが、まず購入する時は、次にのべるような三つの機能があるかどうかを確めて下さい。

1　電磁場の種類

すでに説明しましたが、電磁場には電場と磁場がありますので、それらを測定できるかどうかがポイントです。電磁波モニターなどでは磁場しか測定できません。人体への影響は、電場より磁場の方が問題だとされているからです。電子レンジなどでは低周波の磁場だけでなく、高周波のマイクロ波も問題になります。また携帯電話や電波塔なども、ラジオ波やマイクロ波が問題になります。マイクロ波などでは電磁波強度をワット単位で考えて、〇・〇〇一μW（マイクロワット）／㎠以下の測定ができるかどうかもチェック・ポイントです。

2 周波数の範囲

ラジオを使った電磁波測定のところでも述べましたが、測定器には周波数特性が必ずあります。どんな周波数の範囲で測定効率が一・〇になっているかが大変重要です。米国の環境保護庁（ＥＰＡ）が、市販されている電磁波測定器三〇機種の特性報告書を一九九二年に出版しているのですが、多くの測定器は三〇サイクル～一〇〇〇サイクルの間で大体一・〇になっていました。その頃に、一番問題になっていたのが、このような低周波の電磁波でしたから、その領域の測定器を調べたのです。このＥＰＡ報告書に取り上げられた測定器はいずれも八〇〇ドル以上のもので、家庭用で購入するような安価なものは掲載されていませんでしたが、それでもいろいろな差が報告されています。

安価なものでは、五〇～四〇〇サイクルの範囲のものから三サイクル～一〇〇〇サイクルのものまでいろいろと発売されています。前者と後者とを使って、テレビを測定したことがあるのですが、かなりの相違がありました。テレビの走査線などから一〇〇〇サイクル以上の電磁波が放射されますので、その領域の電磁波強度は前者では測定できないからです。安価なものは、どうしても精度に問題があるのですが、それでも数十％以内では正しい値を示しているようです。携帯電話や電子レンジからのマイクロ波を測定する場合は、五億〜三〇億サイクルの範囲が測定できることが必要です。いずれにしろ、検出効率が表示されているような測定器が良いのですが、そのような測定器は高価なのが難点です。

③　感度について

測定器がどんな感度を持っているかということも大切です。感度の高いものほど、低いレベルの電磁波を測定できるからです。低周波の磁場ですと、最低〇・一ミリガウスまで測定できるものが良いと思います。国産のものでは、一ミリガウスまで測定できるハンディなものもありますが、それでも一五万円程と高価です。ホール素子という磁場検出センサーを使ったものですが、このタイプは一ミリガウスが限度です。その代わりに強い磁場を測定できるという利点やセンサー部が小さいという便利さもあります。

多くの携帯型測定器は大体一〇〇〜四〇〇ミリガウスが最大目盛になっています。ところが家庭電気製品には一〇〇〇ミリガウスを越えるものもあり、測定できないことになりますので注意して下さい。高い値で測定できない場合は距離を離して測定して下さい。その値から近くでの値を推定して下さい。その場合は、大体、距離の二乗で弱くなると考えても良いでしょう。つまり距離が二倍になれば四分の一に、三倍になれば九分の一に弱くなると考えて推定して下さい。

4 一軸か三軸か

電磁波は空間を伝播しているのですが、その方向が一つに決まっているわけではありません。検出器の向きを変えると値が異なることがありますが、それは一軸のものだからです。つまりX軸・Y軸・Z軸の内の一つの方向だけを検出しているからです。X・Y・Zがわかりにくければ、南北軸・東西軸・上下軸といいかえてもよいのですが、測定器を南北軸に向けた場合に最大の値を示したとすると、その電磁波の通っている方向が南北方向だということになります。一軸の測定器はこのような一つの方向の電磁波のみを測定するものだということを知っておいて下さい。

一軸の測定器を使って、電磁波強度を測定する場合は、X・Y・Z方向での強度値をそれぞれA、B、Cと読み取った後で$\sqrt{A^2+B^2+C^2}$の計算をしたものが実際の強度だということになります。素人の人にはこの様な計算をするのが面倒だと思いますので、少しは高くつきますが、できる限り三軸のものを購入することをお薦めします。

5 デジタルかアナログか

電磁波強度が数字で示されるものをデジタル型、メーターの上に針があって、その目盛を読み取るタイプをアナログ型と呼んでいます。デジタル型の方が数値を読み取り易いのですが、その代わり少し高価になります。デジタル型では数値が変動しますので安定になってから読み取るようにして下さい。手が動いたりしていますとなかなか安定しませんので、数値が読み取れない場合は、何度か読み取って平均して下さい。

一方、アナログ型はメーターの指示を読みますので少しぐらい変動していても簡単に読み取れますし、強度の変化をすぐに読み取れるという利点がありますが、正確な値は得られません。

6 その他

必ずマニュアル（説明書）がついているはずですので、それを読んで理解できるかどうかがポイントです。電磁波測定器は一般には専門家しか使わないものですし、素人用に作られたのは本当に最近のことですから、難しい専門用語がそのまま使われているかもしれません。理科、特に物理が苦手だった人に理解できないような説明書では役に立ちませんから注意して下さい。また説明書には、校正カーブなどの測定器の性能図が示されているかどうかも確認しましょう。図がなくても、周波数領域と精度が書かれていないようでは困ります。また、修理可能かどうかも重要なポイントです。安価な家庭用測定器は一般には修理まで考えないものが多いようです。

ところで、購入した場合に大切なのは、故障させないことです。電磁波測定器はラジオ以上に精密な電気回路が内蔵されていますので、衝撃を与えたり、高温・高湿の所で使ったり、水にぬらしたりしないように心がけましょう。また磁場の強い所などで測定することも止めましょう。特にアナログ型の場合は、メーターの中に小さな永久磁石があるのですが、この磁石が帯磁してしまいますとメーターの目盛がおかしくなります。この様にメーターの目盛が変化したり、数字が変化したかどうかは、校正しなおさなければはっきりしないのですが、それがなかなか難しいのです。新品の間に、電子レンジの一メートル前などでの値を記録しておいて、時々チェックするというのも良い考えだと思います。その場合は、強い場所と弱い場所との二点で測定しておくことをお薦めします。

測定する時に守ってほしいこともあります。振動させたりしないように測定する必要があるからです。手がふるえていますと、値が高く表示されたりしますので、動かさないで測定するように心がけて下さい。

◉測定を依頼する場合

アメリカには、電磁波測定をしてくれるコンサルタント会社がたくさんあるのですが、日本では全くといって良いほどありません。送電線や配電線などからの電磁波が心配な場合は、地元の電力会社へ依頼すれば、無料で測ってくれます。会社の持参する測定器は、五〇万円近くの少し大型のものですから、家庭の電気製品近くでの測定には向いていませんが、ついでに測定してもらうことは可能でしょう。

ただし、一軸のものを持ってくるようですので、低い値になるはずですし、信用できるかどうかは保証しかねます。故障している測定器を持参して、「磁場強度はゼロです」と住民の前でいった電力会社の例もありますので。たまたま住民の方々が、測定器を持っていたものですから、バレてしまったわけです。送電線などからの日本の電磁波規制は、「三kV／m以下」という電場規制値だけですから、場合によれば磁場は測定してくれないことも考えられます。その時は「磁場も測定して欲しい」といって下さい。

アメリカでは、電力会社以外に、地方自治体などにも測定サービスをする所が増えていますが、日本では聞いたことがありません。また、高周波用の測定器は更に高価ですから測定値を知ることは大変困難です。県立の衛生研究所などに、「貸出しできる測定器を置いて欲しい」と希望しているのですが、「電磁波公害」は、いまだ認知されておりませんので、持っている所を私は知りません。私たち消費者の力が弱いからです。電磁波問題に関心のある労働組合などでは、組合員のために用意しているところもありますので、問い合せするのも良いと思います。

今、一番たよりになるのは、各地にできている「電磁波問題を考える会」といった住民運動グループです（コラム9、一二一頁参照）。素人でも簡単に使える三軸の測定器を貸出していますので、問い合わせをされれば良いと思いますが、残念なことにまだ数が少ないのです。グループでお金を出し合って購入されるのも良いと思います。このタイプの安価な測定器を取扱っていたり、相談にのって頂ける「グループや商事会社」は、幾つかありますので、インターネットで調べると良いでしょう。相談を受けた場合に私が答えている「グループや商事会社」の電話番号をここに紹介しておきます。

★電磁波問題全国ネットワーク：０４２－５６５－７４７８

★電磁波問題市民研究会：０４７－４０６－６６０８（21：00以降）

★フルモト商事：０６－６４５６－１６８０

自分の家の中を調べてみればいろいろなことがわかります。電気製品の配置を変えるだけで、被曝量は激減しますから、一度測定してみられることをおすすめします。私の家の中では、発生源の直近では高くなりますが、普通に生活している場所では、大体〇・一ミリガウス程度以下になっています。安心して生活することが基本なのですから、自分たちの家は自分たちの力で守るという考え方が大切なのです。

低周波影響は、今のところでは「被曝量（磁場単位は「ミリガウス」）」と「使用時間（時間単位は「アワー」）」の積に比例すると考えられていますので、「（ミリガウス）×（アワー）」が「四」以下になるように使用するよう心がけるのが良いでしょう。例えば、被曝が少ない人が、四〇ミリガウスのヘアドライヤーを使う場合は〇・一アワー（六分間に相当）以内に心がけるというわけです。一日中（二四時間）での「被曝制限目やす」を、「四」以下にしておれば、問題はないのではないでしょうか。

［コラム9］「電磁波問題全国ネットワーク」と「電磁波問題市民研究会」など

リニア・モーターカーや送電線などの反対運動をやっている住民団体が連絡を取り合うようになったのは一九九〇年代になってからです。それらの方々が集まって、一九九三年五月に山梨県甲府市で「第一回高圧線問題全国ネットワーク」の結成大会を開催しました。今までに、名古屋、東京、広島、東京、神戸、長野、熊本などで全国大会を持っています。

事務局（東京都東大和市仲原三―一〇―一、C―二〇一　TEL〇四二―五六五―七四七八　FAX〇四二―五六四―八六六四　懸樋哲夫・事務局長）からは、「ガウス通信」という機関誌も発行されており、全国の住民運動・市民運動の状況や新しい話題の紹介などを行っています。一九九五年には、全国の仲間との協力で、米国の環境問題ジャーナリスト「ポール・ブローダさん」を招待して全国講演に協力したりしています。ここで取扱っている測定器には、それぞれ特長がありますので、説明書を良く読んで使用して下さい。高周波を測定する時は特に注意が必要です。

また携帯電話などの高周波公害やVDT問題などを中心に活動している団体に「電磁波問題市民研究会」があります。事務局（千葉県船橋市前貝塚町一〇〇八―二二大久保方　TEL〇四七―四〇六―六六〇八　FAX〇四七―四〇六―六六〇九、代表野村修身）からは「電磁波研会報」という機関誌が発行されています。

これ以外にも、各地で活動しているグループがありますので、紹介しておきます。「電磁波・環境関西の会」（TEL〇七四二―四一―六九八〇泉方）、「中継塔問題を考える九州ネットワーク」（TEL〇九六―三八八―一七六五宮崎方）、「VOC・電磁波対策研究会（TEL〇一一―六一三―一九八四加藤方）などです。

［コラム10］サイクルとヘルツ（Hz）

サイクルとは、周期や振動数を意味する言葉なのですが、一般には周波数の意味にも使用されています。正確には「周波数の単位はヘルツ（Hz）」です。ヘルツとは、「一秒間に振動する波の数」と思えばよいでしょう。この本では、ヘルツを使用しないでサイクルを使っています。私たちの使用している電気は五〇ないし六〇サイクルの交流電気なのだということはよく知られているのですが、ヘルツという言葉は使われていないと思います。電磁波は光と同じ速度で進む波ですから、一秒間に三〇万キロメートル進みます。六〇サイクルの交流電線から出ている電磁波は、一秒間に六〇回もプラスになったりマイナスになったりしながら通過していくわけです。電子レンジで使用されている電磁波は、一秒間に二四・五億回も変化するもので、高周波の電磁波に分類されています。

III　携帯電話・タワーの電磁波

◉携帯電話

現在、欧米でホットな話題になっているのが、この携帯電話です。アンテナを頭に近づけて使用しますので、送信するマイクロ波という高周波の電磁波を頭がもろに受けるからです。携帯電話から放出されている電磁波の約半分は頭に吸収されていると考えて良いでしょう。出力が小さくても、「ホット・スポット効果」という熱集中効果があるために、脳内の組織の一部に電磁波が集まり、結果として脳腫瘍や白血病や頭痛になるのではないかといわれています。携帯電話の普及（日本）が二〇〇八年一二月末で一億一〇〇〇万台を越え、普及率も八六・二％になり、そろそろ頭打ち状態になってきてはいるのですが、若者の間では大変な人気です。三〇歳以下の若者の保有率が九五％程度にまでなっているそうです。「メル友殺人事件」などがあっても、いまや携帯電話なしには暮らせないのでしょうか？

普及しすぎたことで、販売が頭打ちになり、今や「キッズ・ケータイ」が大宣伝されています。子どもの健康よりも金儲け優先です。欧米では、「子どもには持たさない」ことが常識になっているのですが、日本では親が子どもに持たせようとしているようです。困ったことだと思います。自動車の運転や喫煙が禁止されているように、子どもの携帯電話使用の禁止を真剣に考えるべきではないでしょうか。電車に乗っても、親指でピコピコやっている若者を良く見ます。迷惑をかけているわけではないからと平気で使用しているのですが、それでも電磁波は放射されているのです。電源を切らない限りは、ペースメーカーをしている人や電磁波過敏症の人に取っては大問題です（コラム8、八四頁参照）。いつのまに、この日本はこのような自分さえ良ければ良いというような若者の世界になったのでしょうか。電磁波障害を問題にしないようにして、いかにも「携帯電話の声のみが迷惑」とばかりにアナウンスしていた、私鉄やJRの責任は大きいのではないでしょうか。

ピコピコとやっている指を見ながら、私はその青年の脳の一部が光っているような錯覚に落ち込みます。指を動かすのは脳のある決まった場所の神経の指令だからです。あんなに同じ指作業をし続けるということは、いつも同じ神経を使い続けているわけですから、何十年後にそのあたりの神経がどうなるかはまったく予測できないはずです。携帯電話の電磁波を頭に浴び続けていて、将来どうなるかも同じように予測できません。そもそも、このような電磁波を頭が浴び続けたという経験を私たち人類は勿論のこと、あらゆる生物は経験していないのです。できる限り、不必要な使用は避けて欲しいと思います。

二〇〇一年八月、京都（KBS）テレビの生放送「どうする京都21：子どもに携帯電話は必要か!?」に出演したのですが、司会者が会場の若者達に「携帯なしでは暮らせない人は手を上げて下さい」という主旨の質問をしたのですが、手を上げる人は誰もいなかったのには司会者も驚いていました。「メル友殺人」だけでなく、危険性ももっと知られるようになれば、携帯電話は緊急時用のみといった考え方が広がるのではないかとの思いを新たにしたことでした。しかし、現在ではどうでしょうか？　手を上げる人が多くなっているのではないでしょうか？

一九七五年に脳細胞からのカルシウム・イオンの漏洩を発見したカリフォルニア大学脳科学研究所長のロス・エイディ所長（当時）は退官後に世界最大の携帯電話メーカーである米国・モトローラ社の研究顧問をしていた時の談話で「私も携帯電話を使用していますが、日に三〇分以上は使用しないように心がけている」「これから登場してくるデジタル型の携帯電話の方が問題が大きい」とすら述べています。当初はアナログだった携帯電話も、いつのまにか全てがデジタル型に変更されてしまい、危険論争などが行われることもなかったのです。

モトローラ社の社員が「脳腫瘍になったのは会社の携帯電話のためだ」と会社を訴えているほどですし、このような訴訟が米国で一〇件以上はあります。二〇〇一年四月にはタバコの集団訴訟で有名なアンゲロス弁護士の集団訴訟も始まりました。「メーカーが携帯電話の危険性を消費者に知らせなかった」「イヤーホンなどの防護グッズを添付すべき義務をはたさなかった」などが訴訟の理由です。大リーグ「ボルチモア・オリオールズ」のオーナーでもあるアンゲロス弁護士が登場してきたことで、この訴訟の行方に関心が高まっていたのですが、「危険性の証明不足」を理由に却下されました。しかし、この訴訟が契機となって欧米では防護グッズを添付するようになっています。

携帯電話は頭の近くで使用しますから、頭への電磁波吸収量（局所ＳＡＲ値）が少ない方が安全であることはいうまでもありません。欧米ではSAR値の少ない製品開発が競われているのですが、この日本では無視されていました。電磁波問題を知らない人が多いからですが、それでも二〇〇一年六月になって、総務省が始めて日本で販売されている携帯電話のSAR値の公開に踏み切りました。ようやく公開されたSAR値を表3―1（一二一頁参照）として示しました。総務省が責任を持って測定したものではなく、業者に測定させた数値です。「携帯電話端末等の電波防護指針への適合確認調査」という公開入札に応じたのは「財団法人・テレコムエンジニアリングセンター」一社のみで、郵政省の局長が天下りしている会社でした。三一八〇万円の請負金額で七六台の携帯電話端末とPHS一台のSAR値を測定して報告しているのですが、信頼できる数値かどうかは私ではわかりませんが、報告書を読む限りは、「アンテナを頭から離すことで、SAR値を低くするように苦労している」ことがすぐにわかる内容でした。

新聞などでは「アンテナを伸ばした方が被曝が少ないことが確かめられた」「いずれの携帯電話のSAR値も国の基準値以下で安全である」と報道されているのですが、日本のメディアは国の言いなりに報道していて国民の立場に立っていないことを明らかにした典型的な報道でした。携帯電話はアンテナ内蔵でも通話できるのは携帯電話タワーに近い場所で、タワーから離れている場合はアンテナを伸ばした方が聞き取り易いのです。歩きながら使用している人の多くはアンテナを伸ばしていますから、アンテナを伸ばした方がSAR値が少ない、つまり安全性が高いという発表なのですから、多くの人は喜んだと思います。

いままで私は「伸ばしたアンテナが頭に触っているときが一番危険ですから、できる限りアンテナを頭から離すようにして下さい」「携帯電話タワーと携帯電話との間に頭が来ないように身体を回転させて使用して下さい」と話していましたから、メディアに「アンテナを伸ばした方が安全です」と書かれているのに本当にビックリしました。本当なら良いことなのですが、残念なことですがそうではないのです。携帯電話をかけるときにどのようにしますか？頬に付けて通話することもあれば、頬から離して通話することもあると思います。下頬にペッタリ付けて通話しますと、上にあるアンテナは頭から離れた位置にきます。総務省が発表したのは、頬を密着させた場合とその状態から僅かに一五度だけ離して通話した場合だけなのです。一五度離しても密着している場合とほとんど変わらないのです。アンテナが頭から離れた状態なのですから、アンテナを伸ばしていてもSAR値が低いのは当然です。もっと携帯電話を頬から離していたら上にあるアンテナが頭に近くなって、SAR値が大きな値になったはずです。欧米では、いろいろな使用条件を考えて測定しますから、アンテナが頭に付着している場合も想定するわけです、その上で「基準値をこえているかどうか」を判断します。

一九九九年一二月に米国連邦通信委員会（FCC）が「ソニーの携帯電話が米国の基準値を超えた電磁波を放出している」としてリコール（製品回収命令）を発表したのも、二〇〇一年の春に京セラがリコールの申請をしたのも、最悪状況でSAR値が米国の法規制値を超えたからです。このような事実もこの日本では報道されることはありません。それだけではなく、頬から僅か一五度だけ離した場合のみを想定して、「アンテナを伸ばした方が安全」という総務省の説明をそのまま垂れ流ししたメディアの責任は極めて大きいと言わねばなりません。この報告書を読んでから、私は携帯電話を使用している人の使用角度を観察しているのですが、頬にピタッと密着してアンテナを頭から離れるようにして話している人などほとんどいません。多くの人は頬から一〇度以上は離しています。

総務省の発表した携帯電話のSAR値は、いろいろと問題はありますが、それでもこの日本で販売されている携帯電話のSAR値がどの程度なのかを示していることは確かです。その値を表3-1（一二一頁参照）として示したのは、一つの考慮すべき数値として知って欲しいと思うからです。この資料には、報告書から携帯電話の「型番」と「メーカー名」、「出力（空中線電力）」と「最大・局所SAR値（組織一〇グラム当たり）」が示されています。最大・局所SAR値は、「左側使用」「右側使用」「頬位置」「傾斜位置」「アンテナ内蔵」「アンテナ伸張」の中の最大値を示してあります。「アンテナが頭に触れている場合」は測定されていませんし、「頭を経由してタワーと通信する場合」を想定したかどうかも明らかではありませんが、左側使用でアンテナ伸張の場合のみの「ピーク局所・SAR値」が図に示されていましたので、その値も掲載しました。

二〇〇一年六月、携帯電話などの局所SAR値に関する新しい法律が総務省から公布されました。「一〇グラム当たり二・〇W／kg」という規制値でした。米国は一九九六年から「一グラム当たり一・六W／kg」ですから、日本に比べると約二分の一に相当する厳しい値にしています。「ホット・スポット効果」があるために、組織の一部に熱集中が発生することを考慮して米国では「一グラム当たり」(体積で言えば約一立方センチメートル当たり）と小さくしているのですが、この日本ではできる限り熱集中を薄めるために、「一〇グラム当たり」にしているわけです。「一グラム当たり」と「一〇グラム当たり」とでは、一・五倍から二倍ほど相違となりますから、米国の規制の方が約半分の厳しいことになるわけです。

「ホット・スポット効果」を考えると、「グラム当たり」でも薄めていることになります。最近の計算例である「ザ・サレス論文」(二〇〇六年）を示しました（表3-2、一二三頁参照)。「一グラム当たり」と「一〇グラム当たり」との相違や、大人と子供の場合の相違、さらに最大値がとても高い値になることなどが、良くわかると思います。

もちろん、米国も日本も、電磁波影響は「熱効果」のみとの考えで決められていますので、「非熱効果」を考えた見直しが必須の状況になってきているわけです。その動きの一つがスウェーデン最大の労働組合連合（TCO）の規制値です。TCOは一九九一年に「労働者の健康を守るため」にVDTに関する厳しい規制値を設定したことから、世界中でその規制値が守られるようになったことでも知られているのですが、この携帯電話に関しても二〇〇一年に独自の労働者用の規制値を発表しています。その値は「一〇グラム当たり〇・八W／kg」ですから、

表3-1　日本の主な携帯電話のSAR値（総務省2001.6）

携帯電話会社名	携帯電話の型名	携帯電話の製造者名	空中線電力ERP（mW）	頭部SAR値（10グラム当りのW/kg）* アンテナ収納	頭部SAR値（10グラム当りのW/kg）* アンテナ伸張	ピークSAR値**（W/kg）
NTT DoCoMo	P209is	松下通信工業	495.0	0.619	0.820	2.90
	P209i	松下通信工業	574.9	0.950	0.696	1.34
	N209i	NEC	333.2	1.090	0.463	0.415
	D209i	三菱電気	452.5	0.606	0.494	1.03
	D502i	三菱電気	487.2	0.448	0.381	0.742
	N502i	NEC	335.4	0.961	0.708	0.638
	P502i	松下通信工業	561.8	0.761	0.435	0.865
	SO502i	ソニー	370.7	0.578	0.371	0.774
	NM502i	ノキア	354.0	0.320	0.679	1.40
	F503i	富士通	382.8	0.558	0.369	0.667
	N158	NEC	134.2	0.994	1.350	2.31
	P158	松下通信工業	275.9	1.280	1.210	1.32
	P821i	松下通信工業	298.3	0.287	0.286	0.37
AU	C305S	ソニー	187.9	0.972	0.907	1.70
	C307K	京セラ	183.7	0.921	0.663	1.03
	C308P	松下通信工業	136.1	0.579	0.556	0.967
	C309H	日立製作所	152.8	0.373	0.302	0.718
	C310T	東芝	100.9	0.772	0.410	0.809
	701G	東芝	118.3	0.629	0.102	0.126
	703G	京セラ	487.5	0.719	0.574	1.18
	705G	ソニー	329.6	0.705	0.489	1.12
TU-KA	TP01	松下通信工業	269.6	0.958	0.837	1.32
	TT01	東芝	142.5	0.834	0.271	0.285
	TS02	三洋電機	241.9	1.300	0.940	1.29
	TT02	東芝	127.6	1.090	0.334	0.283
	TK04	京セラ	175.3	0.708	0.459	0.688
J-Phone（現・ソフトバンク）	J-SY01	ソニー	248.7	1.060	1.120	1.82
	J-PE01	パイオニア	159.8	1.860	0.853	0.985
	J-N02	NEC	151.6	1.310	1.320	2.13
	J-K02	ケンウッド	304.6	1.060	1.020	1.89
	J-P02	松下通信工業	302.5	0.913	0.843	0.965
	J-D02	三菱電気	313.1	1.280	1.090	2.12
	J-SH03	シャープ	236.4	1.340	1.040	1.23
	J-N03	NEC	167.4	1.300	1.360	2.72
	J-T04	東芝	145.8	0.810	0.323	0.283
	J-SH04	シャープ	211.7	1.110	1.050	2.79
	DP-125	富士通	313.1	—	1.300	2.32
	DP-194	デンソー	290.9	0.412	0.557	1.98
PHS（NTT）	623N	NEC	5.4	0.0483	0.0353	0.0553

*左側使用・右側使用／頬位置・傾斜位置での最大値、**左側使用・アンテナ伸張の最大ピーク値

同時期に公布された日本の規制値の実に半分以下です。総務省の報告書（表3―1、一二一頁参照）にある携帯電話七六機種中の四五機種がこのTCO規制に違反することになるのです。もちろんTCO規制値はあくまで労働者のための規制値ですから、特に子どものことを考えると（子どもの頭は、大人より最大SAR値が三倍ほど大きいのですから）さらに一〇分の一以下にする必要があると予想されます。その場合の値は「〇・〇八W／kg以下」ということになりますから、七七機種すべてがその値をこえていることになります。そのような世界中の状況を知っているからこそ、この日本では官僚と業界と学会とが癒着して、米国よりもゆるい値に設定した上でメディアに「法律以下で安全だ」と書かせていると言えるのではないでしょうか。せめて、国民の健康を第一に考えるようなメディアが欲しいものです。

報告書によると、ピーク値で二・〇W／kgを越えるものが七七機種中で二一機種もあり、中には二・九／kgのものもあります。その携帯電話はNTTドコモでも人気の高い携帯電話「P二〇九ｉｓ」なのですから困ってしまいます。危険性よりも便利さを選択しているのでしょうが、日本の消費者ももっと賢くなって欲しいと思います。

総務省やメーカーなどは、「基準値以下はすべて一〇〇％安全である」との立場ですが、電磁波の危険性が知られるとともに、SAR値の低い携帯電話を求める人が増えてくるのは当然です。そのような効果もあって、現在ではSAR値の低いものも販売され始めています。ドイツでは二〇〇一年七月に放射線防護局の責任者が「子どもは使用すべきではない。大人も利

表3-2　携帯電話使用による頭のSAR値（ザ・サレス論文2006年）

	大人の場合	10歳の子供の場合	
	(大人のパラメータの使用)	(大人のパラメータの使用)	(子供のパラメータの使用)
最大ＳＡＲ値	1.490	3.58	4.40
１ｇ当たりＳAR値	0.527	0.794	0.885
10ｇ当たりＳAR値	0.362	0.556	0.596
平均のＳAR値（全体の頭）	0.021	0.032	0.032

用を控えるべきだ」と発表、ドイツの小児学会も同様な勧告をしていて、ドイツの環境省も二〇〇二年七月には「どうしても子どもに持たせる必要のある場合は、ＳＡＲ値が〇・六Ｗ／kg以下のものにするように」との声明を発表したほどです。「二Ｗ／kg以下であれば、一〇〇％安全」とは、いえないのです。

◉ＰＨＳ、コードレス

携帯電話の出力に比べると、ＰＨＳは約一〇分の一、コードレスは更にＰＨＳの数分の一と少なく、それだけ危険性は小さいといえると思います。携帯電話の通信範囲は約五キロメートルですが、ＰＨＳは数百メートル程度、コードレスは家の中だけの一〇メートル程度しか通話できません。それに応じて局所ＳＡＲ値も小さくなっています。

そうはいっても、電磁波被曝を受けることは間違いありませんので、長時間の使用は避けた方が良いでしょう。危険性は被曝量や使用時間に比例すると思われるからです。特にコードレスは家の電話と共通ですから、ついつい長電話をしやすくなりますので用心しましょう。

またPHSの使用周波数は一五億～二〇億サイクルと携帯電話の九億サイクルよりも高周波ですが、その領域の電磁波の危険性は全くと言って良いほど研究がなされていません。そして、「熱効果」が少ないとの仮定で、よりゆるい規制値になっているのですが、熱効果以外の可能性を考えると、エネルギーは周波数に比例して強くなるのですから、危険性はより大きいように私は予測しています。電子レンジの周波数は二四・五億サイクルですが、水の分子を振動させて物を温める効果のある点を利用していることでもわかりますが、そのような高い周波数は遺伝子などに直接的に影響する可能性が増えてくるからです。

二〇〇一年六月の国際会議で、ハーデル博士たちの報告が発表され、その中にコードレスの使用者の脳腫瘍が一・九四倍に増加しているという世界でも初めての疫学研究結果が含まれていました。「長年、コードレスを愛用していた女性患者だが、使用している頭の方に脳腫瘍ができている」「コードレスでも脳腫瘍と関連があるのだろうか」との報告を読んだのは、二〇〇〇年の春のことです。たった一人の患者の症状が研究雑誌に紹介されていることに私は驚いたのですが、このような研究が紹介されることは「電磁波被曝と脳腫瘍の関係」に関心のある研究者が多いからだと思います。

新しいハーデル報告を読んで、「やはりそうだったか」との思いを強く持ったのでした。「たった一つの報告ではないか」という人もいるでしょうが、「安全である」という研究ではない

表3-3　携帯電話使用と悪性脳腫瘍（ハーデル論文：06.2）

携帯の種類	使用期間	増加率	95％信頼区間
アナログ型	全体	2.6倍	1.5～4.3
	10年以上	3.5倍	2.0～6.4
デジタル型	全体	1.9倍	1.3～2.7
	10年以上	3.6倍	1.7～7.5
コードレス型	全体	2.1倍	1.4～3.0
	10年以上	2.9倍	1.6～5.2

表3-4　携帯電話使用と脳腫瘍（ハーデル論文：06.3）

携帯の種類	使用期間	増加率	95％信頼区間
アナログ型	2000時間以上	5.9倍	2.5～14
	同じ側での使用	2.1倍	1.5～2.9
	神経膠星腫（10年以上）	2.7倍	1.8～4.2
デジタル型	2000時間以上	3.7倍	1.7～7.7
	同じ側での使用	1.8倍	1.4～2.4
	20歳以下での使用	3.7倍	1.5～9.1
	神経膠星腫（10年以上）	3.8倍	1.8～8.1
コードレス型	2000時間以上	2.3倍	1.5～3.6
	同じ側での使用	1.7倍	1.3～2.2
	20歳以下での使用	2.1倍	0.97～4.6
	神経膠星腫（10年以上）	2.2倍	1.3～3.9

表3-5　携帯電話使用と腫瘍リスク（ハーデル論文：06.10）

携帯の種類	増加率	95％信頼区間
聴神経腫瘍		
アナログ型	2.9倍	2.0～4．3
デジタル型	1.5倍	1.1～2.1
コードレス型	1.5倍	1.04～2.0
神経星状細胞腫瘍（Ⅲ、Ⅳ段階）		
アナログ型	1.7倍	1.3～2.3
デジタル型	1.5倍	1.2～1.9
コードレス型	1.5倍	1.1～1.9

のですから、「慎重なる回避」「予防原則」思想に立って、電磁波漏洩の少ないＰＨＳやコードレスといえども、できる限り使用を控える方が賢明だと思います。その後もハーデル博士は二〇〇六年になって相次いで論文を発表していますので、そのデータを紹介しておきます（表３―３、表３―４、表３―５、一二五頁参照）。長時間の通話をする場合は、今まで通りの有線電話を使用するように心がけたいものです。

◉有線電話・ＦＡＸ

有線電話やファックス（ＦＡＸ）は高周波ではなくて有線で作動しています。低周波の家庭電化製品に含めるべきなのですが、ここでも説明しておきます。今では多くの有線電話には子機であるコードレス電話がつながっていますから、有線電話にも小さなアンテナがあります。コードレスで通話している場合はこのアンテナから電磁波が放射されているのですが、前項でも触れましたので、ここでは、有線で使用する場合の電話とＦＡＸとに限定してお話しします。

電話やＦＡＸは、直流の電圧がかかっています。古いものは、リレー式電話といって、音声をリレーで遮断して通話しました。最近のものは、直流電圧の上に、交流をのせて通話しているようです。通話中に電磁波が少し高くなりますが、一五センチメートルの所で四～九ミリガウス、電話の受信口でも数ミリガウス程度です。五〇センチメートル離れればほとんど検出されませんから、あまり心配はいらないようです。

しかし、古いタイプの電話やインターホーンなどでは耳の所で三〇〜五〇ミリガウスのものもありますから、長電話は要注意です。また、気づかないことですが電話機用のDCアダプターの方が高い値を示すことがありますから気をつけて下さい。トランスが入っているからですが、近くですと、一〇〇〜二〇〇ミリガウスもの値を測定したことがあります。

◉携帯電話タワー

携帯電話はタワーからやってくる電磁波（電波）と交信しながら通話しています。タワーからの通信範囲は約五キロメートルですから、移動している携帯電話はかならず特定の携帯電話タワーと連絡を取っていて、「ここにいますよ」という信号をお互いに出しあって存在確認をしています。電源を切らない限りは、携帯電話からはそのような連絡用電磁波を出し続けているわけです。タワーの方もそのような携帯電話と連絡しあっているわけですから、たくさんの携帯電話と同時に交信しつづけているわけです。連絡交信している上に、さらに通話するとなればより多くの電磁波を放出することになります。

携帯電話の利用者が少ない時は、一つのタワーが受け持つ通話数も少なくても良かったのですが、現在のように利用者が増えてきますと、タワーからの通話数を増やす必要があるために、アナログ方式からデジタル方式へ変更したのです。その上さらに圧縮技術といって、多数の通話信号を時間的に縮めることもされるようになっています。利用者が増えてきた場合、一番簡単なのはタワー上のアンテナを増設することです。一度タワーを設置しますと、いつのまにか最初の出力の数十倍にも強くなってしまうのが一般的です。ＮＴＴドコモの場合は、第二世代の「ムーバ」用アンテナに加えて、第三世代の「フォーマ」用アンテナを追加しています。

携帯電話そのものは、使用している人の「利益と危険のバランス」が成り立ちます。つまり、脳腫瘍になる危険性があったとしても、携帯電話のおかげで金儲けができたり、デートに成功したりするという利益もあるからです。ところが、タワー周辺の人には何ら利益のない人もいるのです。例えば胎児や赤ちゃんです。携帯電話を使えないのに危険な電磁波を一日中浴び続けねばならないからです。携帯電話を持っている人であっても、よその会社のタワーからの電磁波被曝は拒否したいかもしれません。どんなに少なくても危険な可能性のある電磁波被曝は拒否する権利があるはずです。それに困って、業界・官僚・政界・学会などが協力して規制値を決める法律を急いで作成したと私は推察しています。

一九九九年一〇月からそのような法律（郵政省令第七十八号）が施行されたのですが、携帯電話の九億サイクル電磁波であれば六〇〇μW／cm^2、一五億サイクルの電磁波であれば一〇〇〇μW／cm^2に決めました。その値以下であれば、「法律的に許される＝安全である」としたのですが、その値は科学的に考えても「それ以下であれば安全である」として決められたのではありません。高周波の電磁波の人体影響は、単期間の「熱効果」しかなく、少しは身体が温まるだろうが、基礎体温の変動の中であり、「それ以外の影響などあるはずがない」との前提で決められているにすぎません。「国際電離放射線防護委員会（ＩＣＮＩＲＰ）」が、「これ以下にすべきだ」として、一九九八年にゆるいガイドライン値を発表したのですが、その値ですら、「九億サイクルで四五〇μW／㎠」で、日本の値はそれをこえていることでも明白です。

世界中で携帯電話タワーからの電磁波を一番早く厳しく規制したのは、オーストリアの環境都市として有名なザルツブルク州です。モーツァルトの生まれた音楽の都としても有名ですが、そこの規制値は〇・一μW／㎠ですから、日本の法律の一〇〇〇〇分の一です。二〇〇〇年六月にザルツブルクで開催された国際会議では、「ザルツブルクの規制値は、家の中にいれば実質的に〇・〇一μW／㎠に相当する」との報告がありました。オーストリアの家は、石やレンガ造りですから電磁波は減衰するのですが、日本のような木造家屋ではほとんど減衰しません。そう考えて比較しますと、家の中では実に一〇万分の一もの相違になります。

ザルツブルク州は、二〇〇三年には更に厳しい値を勧告しています。携帯電話タワー周辺で「頭痛や睡眠障害などが増加している」との疫学研究があるからで、「予防原則」の立場から「室外で〇・〇〇一μW／㎠、室内で〇・〇〇〇一μW／㎠」という低い値です。ＥＵ委員会の二〇〇〇年の勧告値は「〇・〇一μW／㎠」ですから、日本の法律は、世界でも一番高い部類なので

資料2　携帯電話・基地局周辺の症状群

（ドイツ医師グループ報告　2005.7）

＊「症状グループ」

グループ1：症状なし
グループ2：睡眠障害、疲労、うつ傾向
グループ3：頭痛、不眠、ぼんやり状態、集中力欠如、物忘れ、学習困難、言葉のでない状態
グループ4：頻繁な感染症、静脈洞炎、リンパ節の腫れ、関節と手足の痛み、神経や筋肉の痛み、しびれ又はひりひりする、アレルギー
グループ5：耳鳴り、聴力低下、聴力の急喪失、めまい、平衡感覚欠如、視覚障害、目炎症、目が乾く
グループ6：頻拍状況、断続的高血圧、意気消沈
グループ7：他の症状（ホルモン障害、甲状腺異常、寝汗、多排尿、体重増加、吐き気、食欲不振、鼻血、皮膚病、腫瘍、糖尿病）

電力密度　<0.001μW/㎠
（人数=37人）

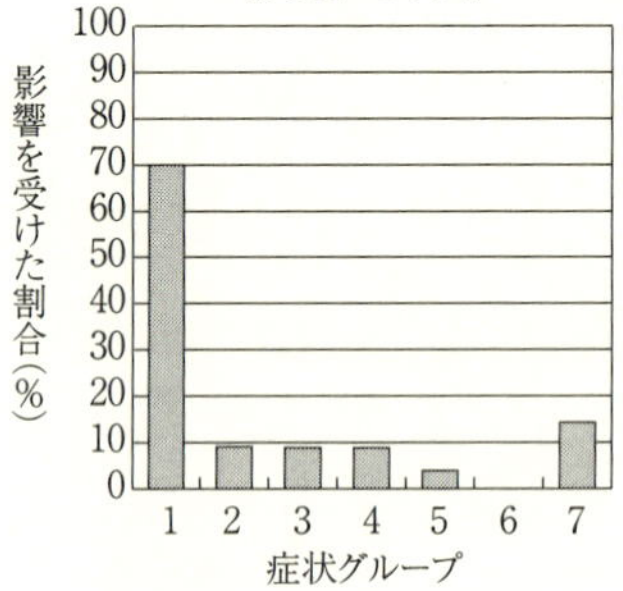

電力密度　0.001〜0.01μW/㎠
（人数=48人）

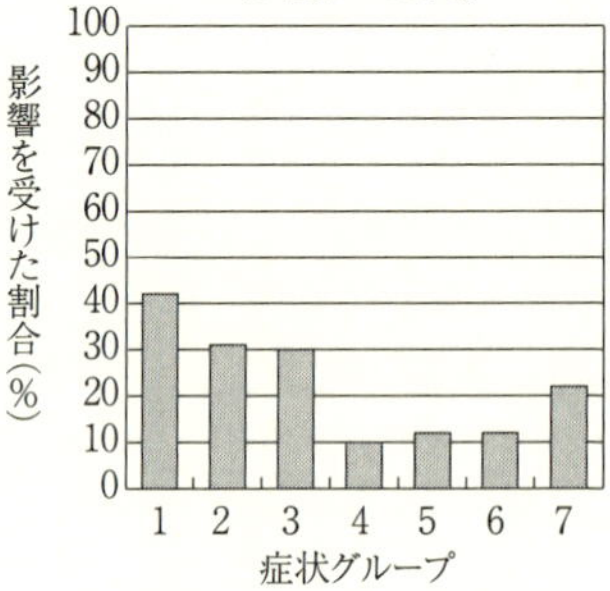

電力密度　0.01〜0.1μW/㎠
（人数=172人）

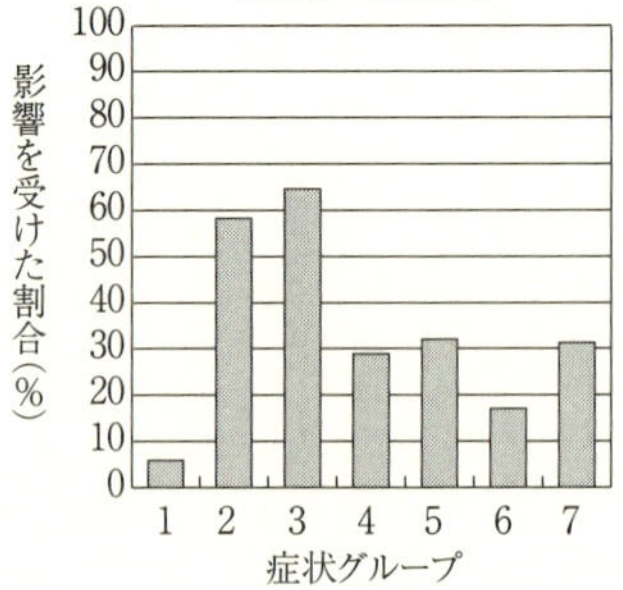

電力密度　<0.1μW/㎠
（人数=99人）

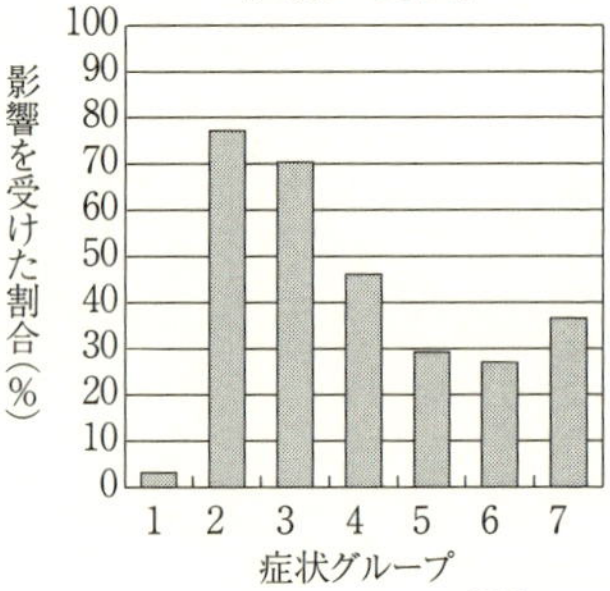

資料3　論文名：Electromagnetic Biology and Medicine, 24: 109- 119, 2005

：（電磁気生物学と医学：2005年、第24巻、109～119ページ）

表題：シュバシコウ（シコニア・シコニア）の繁殖における携帯電話タワーからの電磁場の影響の可能性

著者名：アルフォンソ・バルモリ
スペイン、バラドリッド、カスティラ地方評議会、生活環境コンサルタント
（アブストラクト、表.2のみ翻訳）

スペイン・バラドリッドにある携帯電話基地局周辺のシュバシコウ（訳注：コウノトリの仲間）の繁殖をモニターして、影響の可能性を調べた。全繁殖率（訳注：ヒナのいないつがいの巣を含む）は、携帯電話基地局アンテナから200m以内にある巣の中には0.86 ± 0.16であった。300m以上離れた巣の中では、平均して1.6 ± 0.14であり、2倍であった。全繁殖率に関しては、明白な差が見いだされた（マン・ホワイトニー手法では、U = 240, P = 0.001）。

部分繁殖率（訳注：ヒナのいないつがいの巣を除く）は、アンテナから200m以内の第1グループでは、平均1.44 ± 0.16が得られ、アンテナから300m以遠の第2グループでは平均1.65 ± 0.13であって、2つのグループの巣に関しては統計的に有意ではなかった（マン・ホワイトニー手法では、U = 216, P = 0.26）。

アンテナから200m以内にある12個の巣（40%）にはヒナはおらず、一方、アンテナから300mより以遠の巣でヒナがいなかった巣は僅か1個（3.3%）だった。電場強度は、200m以内の巣では2.34 ± 0.82V/m（訳注：1.48 ± 0.18 μW/㎠に相当する）であり、300m以遠の巣の0.53 ± 0.8V/m（訳注：0.78 ± 0.18 μW/㎠に相当する）よりも高かった。また、1本または何本かの携帯電話アンテナから100m以内に巣を作ったシュバシコウの興味ある行動観測も行われた。これらの結果は、マイクロ波がシュバシコウの繁殖に干渉している可能性を示しており、他の研究者らによる実験室での結果をも確認しているようである。

表2　バラドリッド（スペイン）で実施された調査結果

実施年	滞在する巣の数	全繁殖率（%）	部分繁殖率（%）	ヒナのいないつがい率（%）	文献
1984	113	1.69	2.13	7	(65)
1992	115		1.93	5.2	(62)
1994	24	1.84		7.6	(63)
2001（＜200m）	30	0.86	1.44	40	本研究
2003（＞300m）	30	1.6	1.65	3.3	本研究

（翻訳：荻野晃也）

す。しかし、タワー周辺の疫学研究が増えるに従って、〇・〇〇〇一μW／㎠以下でなければ、「症状がなくならない」と思えるようになって来ています。二〇〇二年、二〇〇三年にはサンティニ論文（フランス）、二〇〇三年にはナバロ論文（スペイン）、二〇〇四年にはオーバーフェルト論文（オーストリア）二〇〇六年にはハッター論文（オーストリア）などの研究が発表されています。

二〇〇五年にはドイツの医師グループの研究結果が発表されていますので、それを資料2（二三〇頁参照）として示しました。〇・〇〇一μW／㎠以下でも症状のある人が残っていることを示していて、ザルツブルク州の勧告値の正しさを示しているような内容です。タワー周辺での症状にどのようなものがあるかが良くわかると思います。

また、二〇〇四年には、タワー周辺で「ガンが増加している」との報告が二件発表されました。表1—11（七五頁参照）にも示してありますが、イスラエルとドイツの論文です。前者では四・一五倍（女性では一〇・五倍）、後者で三倍の増加率を示しています。日本よりも大幅に厳しい規制値を取っている国もたくさんあります。旧ソ連・ポーランド・中国・スイス・イタリアなどです。中国は日本の法律が施行されたのとまったく同じ時に発表されたのですが、日本の数十分の一の値でした。

要するに国民の健康を重視するか企業などの利益を重視するかの相違が、規制値にも現れてくるというわけです。

それでは、携帯電話タワーからの電磁波強度はいったいどの程度なのでしょうか？　この質問に答えるのは簡単ではありません。タワーからの出力、タワーの高さ、構造、アンテナの位置と傾斜、タワーからの距離などによって異なるからです。電磁波強度はタワーが数十メートル以上と高い場合は、真下の方が弱く、一〇〇～一五〇メートル離れたところで一番強いのが一般的だったのです。

しかし最近では三〇〇～五〇〇メートル離れた場所で最大値が測定されたりしています。タワーの上に設置されているアンテナは少し下向きになっているのですが、その下向き傾斜角を小さくして遠方まで電波を飛ばすようにしているからのようです。最大値の電磁波強度は大体一〇μW／㎠程度と考えて良いでしょう。技術が進んでいることで、弱くても通話が可能になってきているからですが、それでも最大値では五μW／㎠を越えているだろうと思われます。日本の法律の規制値以下であることはまちがいありませんが、そもそもその規制値が余りにも高いのです。

山の上に作ったり、民家から離して設置して欲しいと思うのですが、業者は「国の規制値を守っている」のだからと主張して、民家から離そうともしません。本当に困ったことだと思います。二〇〇五年のことですが、スペインから衝撃的な論文が発表されました。携帯電話タワー近くではシュバシコウ（コウノトリの仲間）のヒナが激減しているというのです。その論文を私が邦訳しましたので資料３（一三一頁参照）として紹介しておきます。

◉ＰＨＳアンテナ

携帯電話タワーに比べると、ＰＨＳタワーは小さいのでタワーというよりもＰＨＳアンテナと言った方が適切だと思います。出力も携帯電話タワーに比べると約一〇分の一以下と小さく、それだけ電磁波強度も弱くなります。しかし、アンテナからの電波が届く範囲が狭いことから、たくさんのアンテナを設置する必要があります。また最近のＩＴ革命に答えるためもあってＰＨＳアンテナを使用して家庭につなげるようにしようともしていますから、いろいろな場所に設置されています。公衆電話ボックス・地下道・電柱などにいつのまにか設置されていることがあります。出力が少ないかわりに、余りにも身近にあり、逆に心配になります。近くでは一μW／㎠になることもあります。問題なのはＰＨＳアンテナが学校周辺に設置される場合です。電磁波強度が弱くても子どもが集うところは問題が多いからです。その設置に気付いた父兄の方々の努力で、学校近くからの撤去を進めている自治体も増えてきています。

◉ラジオ・テレビのタワー

ラジオ・タワーやテレビ・タワーからも高周波の電磁波が放射されていることはいうまでも

ありません。その送信範囲は五〇キロメートル以上にも及ぶことから明らかなように、大きな出力であることがわかります。コミュニティＦＭ放送は数十ワットと小さいですが、ＮＨＫなどは数百キロワットもの出力です。

しかも多くの放送タワーが大都会の中心部にあります。平野部の広い大都会ほど強力な出力のタワーを大都会の中心部に持つことになります。東京タワー、名古屋タワーなどがその典型です。札幌タワーも中心部にあるのですが、何故大倉山に設置しないのだろうかと不思議に思ったほどです。観光名所としても利用したかったからなのでしょうが、電磁波問題のことなどまったく考慮しなかった証拠でもあります。大阪は生駒山の上ですし、京都も京都タワーから比叡山や西山に変更していますから被曝値は低くなっていると思いますが、東京タワー周辺は相当に高いのです。私の経験では五〇〇メートルほど離れたビルの屋上で、数μW／㎠を測定したこともあります。東京の「電磁波プロジェクト」グループの測定では、地上での最大値が一五・八μW／㎠だったそうです（『週刊金曜日』二〇〇一年六月二九日号より引用）。

二〇〇一年春のことですが、イタリアでローマ教会のバチカン放送を巡って、大論争がありました。ローマ法王庁から世界中に向けて放送されている短波放送なのですが、幾つものアンテナから地球の裏へまで電波を届けているのですから、出力が大きかったのです。イタリアは二〇〇一年二月より高周波電磁波の規制値を一〇μW／㎠と厳しくしたのですが、それにバチカン放送がひっかかり、放送禁止要求がなされたのです。以前からバチカン放送局周辺で小児白血病が多発しているという疫学研究もあり、周辺住民に不安が高まっていたという背景もあったからでした。

バチカンはローマにありますが、独立国並の待遇です。バチカン側も「イタリアの法律が厳しすぎるのであって、バチカンは国際非電離放射線委員会（ＩＣＮＩＲＰ）の勧告に従っている」と反論しました。その値は日本の基準値よりも厳しい値です。しかし、なんといっても「神の愛」を世界中に放送している放送局ですから、世界中の注目（日本を除く）を集めました。

結局、バチカンのみならず、イタリア政府内でも大論争になりました。バチカンに対する強行路線を主張したのは、環境保護政党「緑の党」の支援を受けた環境大臣でした。バチカンの居直りに反発した環境大臣は、さらに強行路線を発表したのですが、連立政府内の支持が得られずついに辞表を提出したのです。国民の間でもこの論争は大問題となりました。結局、五月になってバチカン側が出力低減を約束し、他国へ移動することで、イタリア政府と合意したのです。キリスト教徒が多いからでしょうか、欧米でも大変話題になった事件でした。

ところが、この事件のことは日本ではまったく報道されなかったように思います。日本では、新聞もテレビもラジオも同じ系列ですから、まずいことは全く放送されないのでしょうか。こと電磁波問題に関しては、この日本は戦前のような報道統制のされた国だといって良いほどなのが残念です。いまや日本ではテレビがメディアの中心的な役割を示しており、広告収入も二〇〇〇年には二兆円を突破し、約六兆円の総広告費用中のトップを占めているのですから、電磁波問題など国民に知らせたくないと思っているのかもしれません。

バチカン・タワー以外にも、ラジオ・タワーやテレビ・タワー周辺での発ガンの研究がいくつもあります。それらのリストが七五頁の表1―11です。それには携帯電話タワーのデータも記入してありますが、日本の研究がないのに悲しくなってしまいます。大企業や官庁に気兼ねしていて、研究する人がいないのではないでしょうか。

◉パラボラ・アンテナ

携帯電話タワー・PHSアンテナ・ラジオ放送タワー・テレビ放送タワー以外にも、いろいろなタワーやアンテナがあります。大きな白い円盤状のものが付いたタワーを見ることがありますが、これがパラボラ・アンテナです。凹型のものは、まるでBS放送用アンテナを大きくしたような形をしています。凹型の大きなアンテナが上空をにらんでいる場合がありますが、それは人工衛星と送信したり受信したりするパラボラ・アンテナです。家庭に設置しているBS放送受信用小型アンテナは、人工衛星からのBS放送を凹レンズで反射させて集め、その前にある素子で受け取って電気信号にしているのです。

また凹型や凸型の大型の物で水平に向いているものを見ることがありますが、これは送・受信用のパラボラ・アンテナです。凹型のものは遠方への送信用のアンテナです。細く絞って数十キロメートル以上もの遠方へ送り、そこの受信用のアンテナで受け取るようにしています。受信用のパラボラ・アンテナは凹型もありますが凸型の方が多いでしょう。このようなパラボラ・アンテナは、送信する電磁波がビーム状（細い束のような電磁波のこと）に絞られていますので、そのビームの中は強い電磁波になりますが、ビームから外れますと急に弱くなりますので、携帯電話タワーやラジオ・テレビのタワーからの電磁波ほどには問題にはなりません。

しかし、このパラボラ・アンテナの設置されているタワーのすべてが安全だということではありません。ラジオやテレビのタワーにもこのパラボラ・アンテナが設置されていることが多いからです。スタジオのあるラジオ局やテレビ局で製作された番組は、局の屋上にあるパラボラ・アンテナでテレビ・ラジオの送信タワーへ送信され、そこから一般家庭への電波として発信されているからです。

◉無線アンテナ

すでに述べたアンテナ以外で問題になるのは、タクシー会社やハム愛好家などの無線アンテナではないでしょうか。住宅密集地にそのようなアンテナを見かけることが良くあります。「ハム愛好家に白血病が二・九倍も多く発生している」とのミルハム論文（米国）が発表されたのは一九八五年のことなのですが、ハム愛好家でそのような研究論文のあることを知っている人はほとんどいないようです。本人が悪影響を受けるのはしょうがないとしても、家族や近所の人たちにとっては迷惑至極です。タクシー会社などの無線連絡用アンテナもハム愛好家以上に強いですから用心して欲しいと思います。

小型ですが、あちこちに増えているアンテナにモデム・アンテナがあります。小さな金属製の四角い箱に短いアンテナの付いているものです。PHSアンテナからの電磁波を中継したり増幅したりして、インターネットなどの通信に使用するものです。電柱の上や壁・天井などに付いたりしているのですが、周辺の住民にはいっさい相談せずにいつのまにか設置されてしまいます。このようなモデム・アンテナは数ワット程度なのですが、近くにあって二四時間中被曝させられているのは気持ちの良いものではありません。

二〇〇一年五月、米国の週刊誌『タイム』誌に面白いコラムが掲載されました。健康コラムを執筆しているホロウィッツ氏が「無線狂騒曲」というモデム・アンテナを巡る自分の体験をコラムに書いたのです。アパートの外壁に「六〇センチほどのアンテナの付いた小さな箱」のあることに気付いた彼は、それが「インターネットサービスの米国メトリコム社」の中継アンテナであることを突き止めたのです。そのアンテナは数ワットの出力で米国では「免許を必要としない周波数帯」にあり、メトリコム社も米国連邦通信委員会（FCC）の技術者も「人体に危険となるようなレベルよりも遥かに低い」と説明したのですが、ホロウィッツ氏は納得しませんでした。「FCCの説明で納得する人もいるだろうが、私はそうではない」「私はワイヤレスの世界に住みたくはないのだ」「どんなに低い電磁波の強度であろうと、毎日二四時間も浴び続けた場合の影響は誰にもまだわからないはずだ」というのがそのコラムでの彼の主張でした。

このコラムに共感した読者も多かったのではないでしょうか。このようなコラムニストは、日本にもいるだろうかと思いながらこの記事を読んだのでした。その二カ月後の七月になって、メトリコム社は破産を申請したそうです。ホロウィッツ氏のように、コラムで書いてうっぷんを少しでもはらせる人は、まだ幸せです。多くの人は「嫌だ」と思いながら「泣き寝いり」しているからです。電磁波過敏症の人などは、引越しをせざるを得ないのが現状です。弱者の立場で考えることなど、携帯電話会社は勿論のこと総務省にも全くありません。法律の規制値以下は「一〇〇%安全」だと考えているからです。

[コラム11] 携帯電話からの電磁波障害

携帯電話や携帯用パソコンなどからの電磁波が問題だということは、以前から言われていました。最初に指摘されたのはペースメーカー（人工心臓）への障害でした。医者はその患者に対して電気製品の多い「台所には近づかないで下さい」と警告していたほどです。一九九一年頃から欧米ではペースメーカーへの影響が報告され始め、一九九五年には米国などでは、「携帯電話を心臓からは少なくとも一五センチ以上は離して使用すること」といったガイドラインも作られています。飛行機への影響も問題になっています。

最近になって、携帯電話が点滴ポンプを止めたという報告があったことから、日本でも、メーカーはペースメーカーから二二センチ離すようにとの自主ガイドラインを発表しています。病院には電磁波の強い機器が多く、電気メスが使用中に停止したといった報告もありましたが、電磁波問題に触れたがらない旧・厚生省などが無視していたにすぎません。機器に障害を与えるということは、人間へも何らかの悪影響を及ぼしていると思う方が自然な考えだと思いますが、今のところはそんな考えはまったくないようです。それでも、二〇〇二年に電磁調理器でペースメーカーの安全装置がリセットされる事故が発生したことから、厚生労働省もメーカーに自主点検を指示しています。

このような、ペースメーカーへの悪影響が話題になったこともあって、電車やバスの優先座席などには「携帯電話の電源をお切り下さい」との掲示がなされたり、アナウンスされたりするようになりました。携帯電話を使用できない車両を登場させた私鉄もあります。少しずつではありますが、関心が広がっていることだけは確かです。

［コラム12］無線技術研究所とカーロ博士

一九九三年の春、米国の携帯電話業界は三〇億円の費用を出資して、携帯電話の安全性を示すために、研究所を設立しました。それが無線技術研究所（ＷＴＲ）で、そこの所長がカーロ博士でした。博士は、当初から、「携帯電話は危険ではない」として、業界の立場を支持していたのですが、ＷＴＲの研究が進むとともに、その立場を変え始め、一九九九年には、「携帯電話は危険な可能性がある」「子供には使わすべきではない」と発表するようになったのです。ＷＴＲの支援で行われた疫学調査が危険性を示したことや、遺伝子損傷を示す研究が得られたためでした。二〇〇一年には、七年間にわたる業界との軋轢や危険だと考えるようになった理由などを一冊の本にして出版しています。訳本が『携帯電話・その電磁波は安全か』（集英社、二〇〇一年）です。私が監修しています。

Ⅳ　電気製品・送電線の電磁波

私たちの身の廻りは便利な電気製品に満ちあふれています。電気を使う製品からは必ず電磁波が漏洩しているのです。そこでいくつかの例を低周波の電磁波を中心にして見てみましょう（一四六〜一四八頁の表も参考にしてください）。

◉家庭電気製品

電気毛布・電気カーペット

家庭電気製品で長時間、かつ身体に密着して使用するものの典型例が、電気毛布などです。電気毛布を使用していた妊婦は流産が多いという報告が、まず一九八六年にありました。その後にも電磁波被曝による流産の報告がありますが、最近の研究を五九頁の表1―9に示しました。カリフォルニア州健康局の依頼研究ですから驚きます。電気毛布で小児白血病になり易いのではないかという報告も表1―3（三三頁参照）と表4―3（一四八頁参照）とにありますので参考にしてください。否定する報告もあるのですが、増加を示す研究の方が良いのです。

いま、一番問題になっているのが「乳ガンの原因ではないか」ということです。電気使用の少ないアフリカには乳ガンはほとんどありません。日本人を対象にした、日本、ハワイ、カリフォルニアでの調査結果があるのですが、電気使用の多いカリフォルニアの日本人に乳ガンが一番多いのです。電力会社の電磁波被曝の多い従業員には、男性の乳ガンが六倍にも増加しているという報告もあります。

低周波の電磁波被曝によって、脳にある松果体という器官からメラトニンというホルモンが分泌しなくなることが報告されています。それが原因で黄体ホルモンのエストロゲンが増加し、乳ガンを発症させるのではないかともいわれています。

電気毛布は数センチメートルで二〇～五〇ミリガウスもあります。電気カーペットではもっと高い数値を検出することがあります。使用時間が長いのですから心配です。米国では電磁波対策のされていない電気毛布は売れなくなっています。その根拠になったのが、一九九一年に発表されたロンドン論文でした。米国の電力会社が出資して共同運営している世界最大規模の研究所の一つである「米国・電力研究所（ＥＰＲＩ）」が依頼した研究結果が、「電気毛布の使用で小児白血病が七倍に増加している」との結果を示したからでした。その直後には、電磁波対策のされた電気毛布の電磁波強度は〇・九ミリガウスと、対策のないものに比べて数十分の一になっていることを米国環境保護庁（ＥＰＡ）の一九九二年のパンフレット（一四九頁の図４―２参照）は紹介していました。「心配な人は、このような低減された電気毛布がありますから、それを使用して下さい」といっているわけです。

わずかな変更で電磁波を減らすことができるのに、日本では報道されることもなかったのですが、最近になってようやく低減化された電気毛布も売り出されるようになっています。「川端康成が自殺した原因」として、電気毛布の使用ではないかとの主治医の栗原医師の発言が週

表4-1　電化製品からの漏洩磁場強度　　(単位：ミリガウス (mG)

米国・環境保護庁（EPA）のパンフレット（1992.12）より

電化製品からの距離（cm）			15	30	60	120
洗面所	ヘアドライヤー	低	1	—	—	—
		中	300	1	—	—
		高	700	70	10	1
台所	ミキサー	低	30	5	—	—
		中	70	10	2	—
		高	100	20	3	—
	コーヒーメーカ	低	4	—	—	—
		中	7	—	—	—
		高	10	1	—	—
	電子レンジ（マイクロウェーブ・オーブン）	低	100	1	1	—
		中	200	40	10	2
		高	300	200	30	20
	冷蔵庫	低	—	—	—	—
		中	2	2	1	—
		高	40	20	10	10
	トースター	低	5	—	—	—
		中	10	3	—	—
		高	20	7	—	—
	攪拌機	低	30	5	—	—
		中	70	10	2	—
		高	100	20	3	—
	カン切り器	低	500	40	3	—
		中	600	150	20	2
		高	1500	300	30	4
	電気ポット	低	3	—	—	—
		中	6	1	—	—
		高	9	1	—	—
	皿洗い器	低	10	6	2	—
		中	20	10	4	—
		高	100	30	7	1
	ゴミ処理器	低	60	8	1	—
		中	80	10	2	—
		高	100	20	3	—
	電気オーブン	低	4	1	—	—
		中	9	4	—	—
		高	20	5	1	—
	電気レンジ	低	20	—	—	—
		中	30	8	2	—
		高	200	30	9	6
居間	扇風機	低		—	—	—
		中		3	—	—
		高		50	6	1
	エアコン（窓型）	低		—	—	—
		中		3	1	—
		高		50	6	1
	チューナーおよびカセットデッキ	低	—	—	—	—
		中	1	—	—	—
		高	3	1	—	—

居間	カラーテレビ	低		—	—	—
		中		7	2	—
		高		20	8	4
寝室	時計（デジタル）	低		—	—	—
		中		1	—	—
		高		8	2	1
	時計（アナログ）	低		1	—	—
		中		15	2	—
		高		30	5	3
ユーティリティルーム	洗濯機	低	4	1	—	—
		中	20	7	1	—
		高	100	30	6	—
	アイロン	低	6	1	—	—
		中	8	1	—	—
		高	20	3	—	—
	掃除機	低	100	20	4	—
		中	300	60	10	1
		高	700	200	50	10
	衣類乾燥器	低	2	—	—	—
		中	3	2	—	—
		高	10	3	—	—
	携帯型電気ヒータ	低	5	1	—	—
		中	100	20	4	—
		高	150	40	8	1
事務室	コピー機	低	4	—	—	—
		中	90	20	7	1
		高	200	40	13	4
	ファックス	低	4	—	—	—
		中	6	—	—	—
		高	9	2	—	—
	蛍光灯	低	20	—	—	—
		中	40	6	2	—
		高	100	30	8	4
	鉛筆削り	低	20	8	5	—
		中	200	70	20	2
		高	300	90	30	30
	ビデオ・ディスプレー端末	低	7	2	1	—
		中	14	5	2	—
		高	20	6	3	—
	空気清浄器	低	110	20	3	—
		中	180	35	5	1
		高	250	50	8	2
作業場	電気ドリル	低	100	20	3	—
		中	150	30	4	—
		高	200	40	6	—
	電気ノコギリ	低	50	9	1	—
		中	200	40	5	—
		高	1000	300	40	4
	バッテリー充電器	低	3	2	—	—
		中	30	3	—	—
		高	50	4	—	—

表4-2　前表以外の電化製品の測定例（5㎝前後で測定したもの）

電化製品	ミリガウス	電化製品	ミリガウス
電話	2～10	電源ブレーカ	5～20
CDラジカセ	20～100	電力メーター	10～50
ワープロ（液晶）	0～1	AC・DCアダプター	20～60
自動車（運転席）	0.5～2	電気コタツ	50～100
電気毛布（5㎝）	20～100	携帯電話	15～200
ホットカーペット	5～30	コードレス電話	2～20
机上螢光灯	5～30	ホットプレート	30～150
ズボン・プレッサー	10～30	電磁調理器	50～1000
地下道（東京駅周辺）	100（最大）	ステレオ	3～20
炊飯器	20～40	新幹線（座席）	10～140

表4-3　家庭電気器具からの電磁波被曝と小児白血病の増加率

（ロンドン論文：1991年）

電気器具の種類	増加率（倍）	電気器具の種類	増加率（倍）
子どもの被曝		母親の被曝	
寝室のエアコン	0.54	ウォーター・ベッド	0.67
白黒TV	1.33	寝室のエアコン	0.91
電気時計	1.49	電気毛布	1.21
ダイアル式	1.33	扇風機	1.16
デジタル式	1.10	電気ヒーター	1.18
カラーTV	1.06		
カール用アイロン	6.00		
電気毛布	7.00		
扇風機	1.20		
電気クリッパー	1.00		
ヘアドライアー	2.82		
電気ヒーター	1.45		
電子レンジ	0.81		
ウォーター・ベッド	1.00		
ビデオ・ゲーム	1.57		

図4-1　電磁波被爆の一例（8歳の子どもの場合・電気毛布使用）

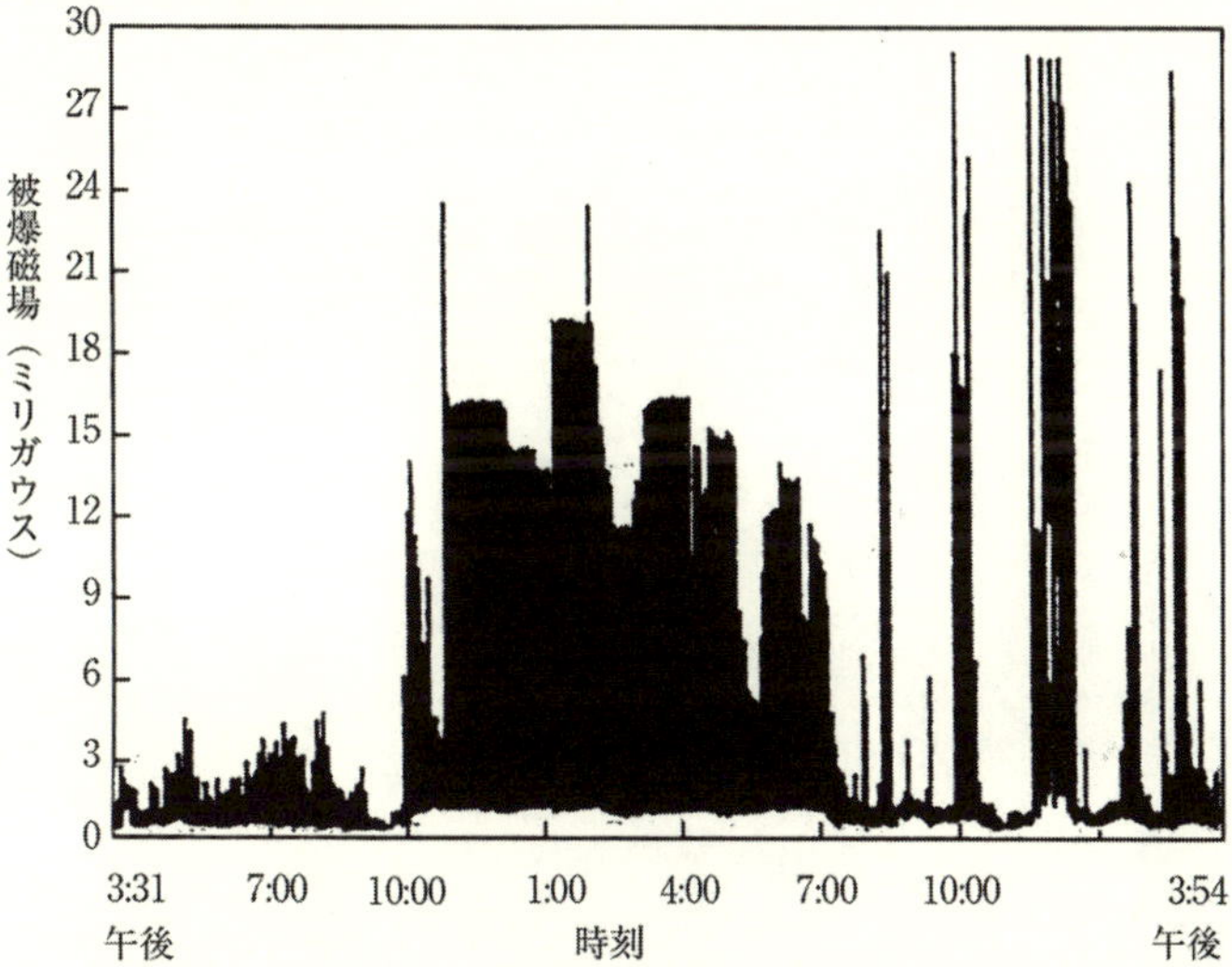

図 4-2　電気毛布からの電磁波被爆（毛布から 5cm）EPA（1992）

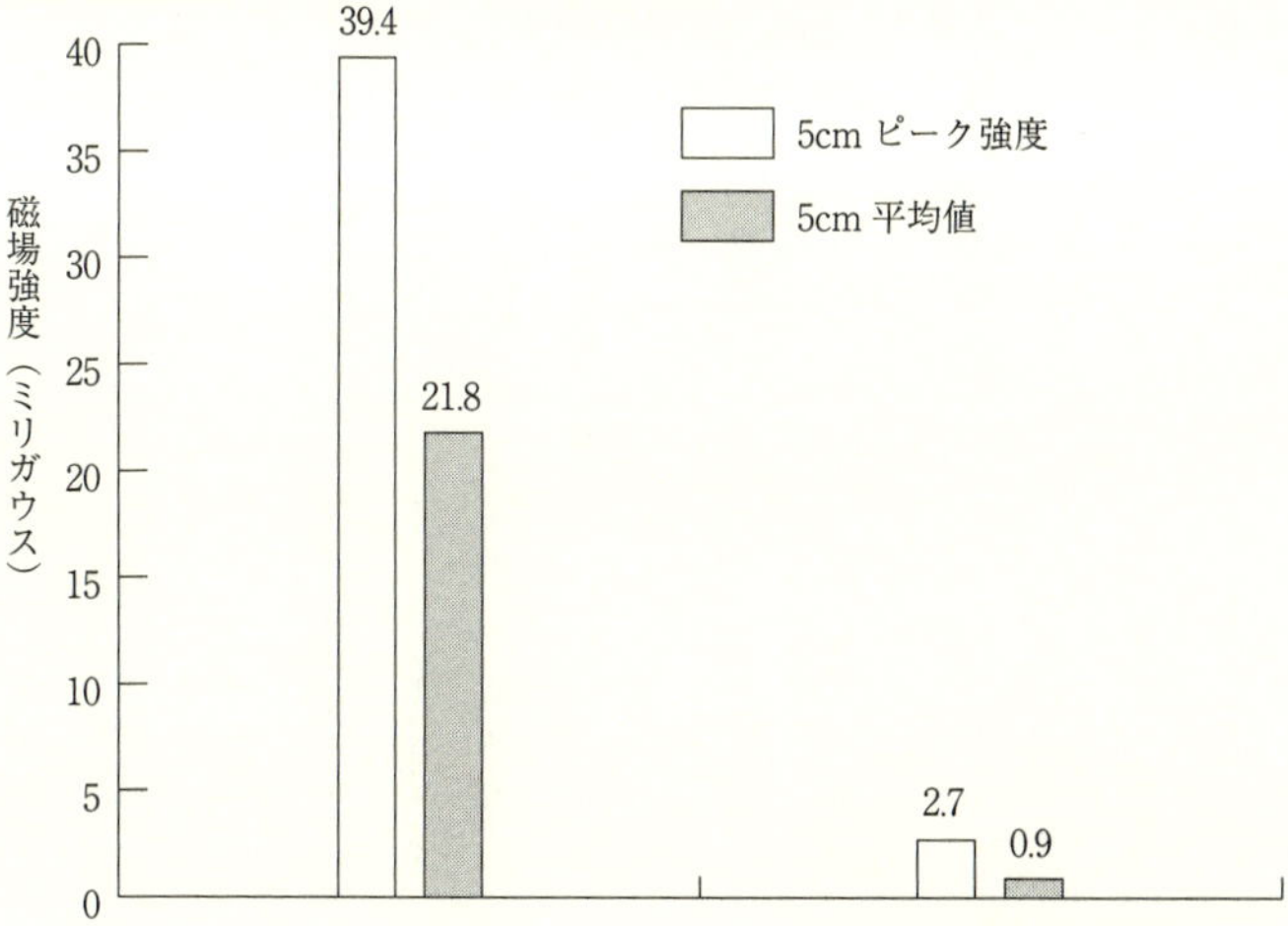

刊誌などに紹介されたことも影響の一つです。栗原医師は、川端康成が電気毛布の愛用者であったことで、身体に異常になり、ウツ症状になったのだろうと推察されているようです。

螢光灯・白熱灯

照明に使用されているのは、ほとんど螢光灯ですが、これがまた結構漏洩が大きいのです。螢光灯には、「点灯管式」と「インバータ式」とがあります。まず「点灯管式」螢光灯について考えましょう。このタイプは、一〇センチメートル程度の距離で一〇~三〇ミリガウスはありますし、五〇センチメートル離れても数ミリガウスを越えるものがあります。特に螢光灯に使用されている安定器からの漏洩が高く、一〇センチメートル離れていても五〇~一〇〇ミリガウスになるものもあります。たくさんの螢光灯をいっぺんに使用した場合などは、安定器は一つですから漏洩が多くなります。安定器はトランスの一種で、一〇〇ボルトを高電圧に昇圧してそれで螢光灯内のガスを光らすわけです。

この点で問題なのは螢光灯スタンドです。スタンドの場合は安定器をスタンドの足の中に置くようになっているので、用心が肝心です。天床に付いている螢光灯では、下にいる人との間には距離がありますが、天床の上階で寝ている人の方が多く被曝することになります。電磁波の内の磁場は、コンクリートをも簡単につき抜けてしまうからです。

それでは、「インバータ式螢光灯」ではどうなのでしょうか？　「インバータ式」では「安定器」は使用しませんし、点灯管もありません。その代りに回路で周波数と電圧を高くして、それで螢光灯内のガスを放電させるしくみになっています。安定器で五〇／六〇サイクルを高電圧にするわけではありませんので、五〇／六〇サイクルの磁場強度は一〇分の一以下に弱くなっています。ところが問題なのは、三万〜五万サイクルという高い周波数であるために、電波の強度がとても強くなることです。一〇センチメートルぐらいに近づきますと、一〇〇μW／㎠にもなります。京大病院がインバータ式の螢光灯に切り換えた時のことです。近くにあるNHKの放送大学で、ラジオに雑音が入って聞こえなくなりテンヤワンヤになったことがあります。周波数が高くなったことで、その電磁波が遠くまで広がって行ったわけです。

新学期になると家具コーナーに新一年生用の学習机が並びますが、頭のすぐ上に備え付けの螢光灯がついているのが多いようです。それを見るたびに、悲しい気持ちにさせられます。また皮膚ガンの原因になると心配されている紫外線も放射していることを知っておいてほしいものです。

同じ照明でも白熱灯（いわゆる電球）からは電磁波はほとんど出ていません。約二〇分の一以下と考えて良いでしょう。白熱灯に使用されているフィラメントは何重にも細かく巻かれていて電磁波を打ち消し合うようになっているためです。

照明する場合は螢光灯を離すように心がけるか、電気代がかさむかも知れませんが白熱灯を使用する方が賢明です。ドイツの学校では「螢光灯はほとんど使用されていなかった」との話を聞いたことがありますが、電磁波問題に関心が高いからかもしれません。

ミキサー、掃除機、扇風機

この三つは、いずれも少し大きめのモーターを使用していますから、当然、電磁波が放出されています。とくにミキサーからの電磁波が多く、近くですと五〇〇ミリガウス以上もの電磁波の出ているものもあります。掃除機、扇風機は一〇センチメートル離れて一〇～五〇ミリガウスと考えていいでしょう。掃除機は、種類によって異なりますが、一メートル離れても一～一六ミリガウスという報告がありますから、掃除の好きなお母さんにとっては笑いごとではすみません。電磁波の少ない掃除機を選ぶことが大切です。モーターからの電磁波は距離の二～三乗に反比例するといわれていますから、ミキサーなどの電磁波の高いものは、距離を離して使用するように心がけることが大切です。残念なことに、日本のミキサーは蓋《ふた》を手で抑えていないとあふれてしまうものが多いようです。キチッと蓋のできるものを買いましょう。

扇風機は五〇センチメートルも離れれば一ミリガウス以下になりますので、一般に使用する場合は、もっと離れていますからそんなに心配することはなさそうです。

冷蔵庫

最近、冷蔵庫はドンドン大型化しています。台所仕事の多い主婦にとっては、冷蔵庫の近くに居ることも多いはずです。普通の冷蔵庫であれば前面五〇センチメートルでは数ミリガウスぐらいに減衰しています。モーターなどが後ろにあることと金属製のパイプや扉などの陰になるためでしょう。しかし後ろや横では、三〇ミリガウス近くある製品もありますから注意が必要です。特に大型のものは、消費電力も大きく、また扉などがプラスチックだけで作られているものもありますから、どうしても電磁波が強くなります。

米国の調査でも製品によって大きく差があり、三〇センチメートル離れた場所では、低いものでは一ミリガウスですが、高いものでは三〇ミリガウスということです。下にあるモーターのまわりをシールドするだけで大幅に減衰するのですから、漏洩の少ない製品が日本でも入手できるようにしたいものです。

最近のスウェーデン製のものでは、漏洩がほとんどないそうです。消費者の関心が高いので、対策が取られているからだと思います。電磁波問題が少しずつ知られるようになって来ましたので、日本製でも低減化が進められていますので、販売員に聞いてみるのが良いでしょう。

電気時計

電池式の時計では電磁波はほとんど発生していないのですが、電気コードのある電気時計では予想以上の漏洩が検出されることがあります。私の経験では、少し古い時計でしたが、近くで一〇〇〇ミリガウスを測定したことがあります。いろいろな機能の付いたかっこうの良い時計がたくさん出回っているようですが、三〇センチメートル離れても一〇ミリガウス以上のものもありますから、目覚まし時計に使用している人は電池式に替えるか、頭から一〜二メートル程度は離して使いたいものです。最近の若い人は、携帯電話を「目覚まし時計」にしている場合が多いようです。携帯電話は電源が入っているだけで、電波が発信していますから、寝ている頭の近くに置いて「目覚まし時計」にして使うことは止めましょう。

テレビ

テレビはビデオ・ディスプレイ端末（VDT）と構造がほとんど同じですから、VDTの場合と同様な危険性があることは言うまでもありません。ブラウン管式のテレビからはいろいろな電磁波が出ています。関西であれば、六〇サイクルが一番強いことはいうまでもありませんが、それ以外にも高調波とよばれる六〇サイクルの整数倍（つまり一二〇、一八〇、二四〇、三〇〇サイクル）の電磁波も強いのです（図2—1、九三頁参照）。幸いなことにテレビを五〇センチメートル以下までに近づけて見ることはありませんから、被曝は少ないでしょう。

しかし「TCO」規制（スウェーデンの労働組合協会規制）の場合から考えると、テレビの前面三〇センチメートルでは六〇サイクルの電磁波は二・〇ミリガウス以下という規制になるのですが、日本で売られているブラウン管式テレビの多くはその値を越えているのではないでしょうか。子どもは近くで見ることが多いですから、注意が肝心です（表1―3、三三頁参照）。**少なくとも一・五メートル程度は離れて見る**ようにしたいものです。テレビから放出される電磁波の多くはフライバック・トランスから出ていて、側面・後面の漏洩の方が多いですから、ベビー・ベッドなどをテレビの横や後ろに置かないようにしましょう。

またテレビを使ってテレビ・ゲームを楽しむ子どもたちも多いのではないでしょうか？　英国では、「テレビ・ゲームてんかん症」の子どもが七〇〇人近くも発見されていて、訴訟も起きているというのに、この日本では報道すらされていません。医者が不勉強なのかも知れませんが、電磁波問題に触れたくないと思っているのではないでしょうか？　私がこのようなことを書いた後の、一九九七年一二月に「ポケモン事件」が発生しました。テレビゲームと同じように、テレビの画面がパカパカと一秒間に一五回も点滅を繰り返した時に多くの子どもたちが「てんかん症」になって倒れたのです。脳神経がおかしくなったのです。

最近では、ブラウン管式は少なくなりつつあります。液晶式やプラズマ式が大はやりです。大型の薄型テレビが店頭にズラリと並んでいて、ブラウン管式はスミの方に少しあるだけです。液晶式やプラズマ式は、ブラウン管式よりも電磁波が少なくなっています。五〇センチ離れると一ミリガウス以下ですから、一メートルも離れれば心配はありません。側面や後面は少し高い程度ですが、ブラウン管式よりも大幅に低いので安心です。テレビの画面がきれいになっているということは、電磁波の漏洩が少なくなってノイズが減少していることと同じことなのです。電磁波問題が浮上したことが、このような技術が進展することになった理由でもあります。

電子レンジ

電磁波を使用している電気製品の代表例が電子レンジです。マイクロ波（ウェーブ）を照射し、水分などの分子を振動・回転させ分子間の摩擦効果で温度を上げているわけです。どの電子レンジも二四・五億サイクルのマイクロ波を使っていますが、高い周波数の方が水を温める効率が高いために、このような高周波が使用されたのです。米国では「マイクロウェーブ・オーブン」と呼ばれていますから、電磁波問題にも関心が高くなるのですが、日本は「電子レンジ」ですから多くの人は電子で温めているぐらいにしか思わないようです。

電子レンジは米国で発達しました。冷凍食品やインスタント食品が登場して「食卓の革命」と呼ばれる米国式食事が広がったのは、まさにこの電子レンジがあってこそです。

当初は漏洩するマイクロ波で白内障の恐れがあるということで、いろいろな対策がなされてきました。パッキングのゴムや扉・ガラスなどの改善がはかられて、問題がなくなったと考えられるようになりましたが、それでも大変高いマイクロ波が漏洩しています。そこで日本でも欧米と同様に「電気用品取締法」という法律で対策が取られ、全表面から五センチメートルの位置で一〇〇〇μW／㎠以下にすることになっていますが、それでも大変高い値です。

電子レンジはマグネトロンという真空管や半導体素子を使って八〇〇ワットといったマイクロ波を発生させるのですが、同時に低周波の電磁波も漏洩してきます。そして現在問題になっているのが、両方の電磁波なのです。

扉の前面一〇センチメートルですと二〇〇ミリガウス以上のものもあります。横や後ろですと前面よりも数倍は高いようです。古い電子レンジで八〇〇ミリガウスを測定したことがありますし、一九九一年のロンドン論文（表4―3、一四八頁参照）では小児白血病の増加率は〇・八一倍と一以下だったのですが、一九九八年のハッチ論文（表1―3、三三頁参照）では一～二年の使用者で一・五九倍となっていますから、心配になります。一メートル離れても一ミリガウス程度あり、マイクロ波も携帯電話より強いですから使用するときは近くにはいないことが肝心です。ガラス越しに中を覗くことを子どもにさせないように注意しましょう。

ヘアドライヤー、電気シェイバー、カールアイロン

朝、洗面所でよく使用するものの代表例ですが、いずれも低周波の電磁波放出が強いのです。大体一〇～五〇〇ミリガウス程度はあります。頭に近づけて使用しますから、脳を直撃するわけです。小型のモーターから漏洩してくるのですが、軽くするためにプラスチックでできているために遮蔽《しゃへい》効果がほとんど無いことも原因の一つです。

ヘアドライヤーを良く使用する子どもの白血病の増加率は、二・八二倍とか一・五五倍とかいった報告もありますから、長時間使用するような習慣は止めた方がよさそうです。

シェイバーに関しては、日本環境協会の測定例があるのですが、電磁波強度が最大で実に一万四〇〇〇ミリガウスと報告されているのに驚きました。私の経験では、もっと低い値しか示していませんが、それでも一〇〇~五〇〇ミリガウスはあります。米国の一九九二年の報告をみますと、一五センチメートルの位置で測定した場合の低い値のものでは、シェーバーで四ミリガウス、ヘアドライヤーで一ミリガウスといったものも売り出されているようです。電磁波対策のなされた製品なのだと思いますが、日本との違いに驚かされます。漏洩の大きなものでは、一メートル離れても数ミリガウスはあるそうですから、用心することが肝心です。日本でも、四ミリガウス以下となる「ヘア・ドライヤー」の広告を見ましたが、本当でしょうか？測定した人の話では、もっと高い値だったといっていましたので、信用できないかもしれません。しかし、そのような電気製品が出始めていることは評価しても良いのではないでしょうか。

カールアイロンは、熱源として電気ヒーターが使われていますから、電磁波が強いのです。ロンドン論文（一四八頁参照）では小児白血病が六倍にも増加しているというので「本当かな」と思っていたのですが、ハッチ論文（三三頁参照）でも三・五六倍という高い増加率でした。長時間の使用は止めるようにしたいものです。

電気缶切り・トースター

電気缶切りは、日本ではあまり使われてはいないのですが、缶詰めの使用量の多い米国では、多くの家庭で使用されています。強力なモーターを使っていて、電磁波漏洩が多いので問題になっています。一五センチメートル離れたところで五〇〇～一五〇〇ミリガウスもあるそうです。構造的にも低減化が難しく困っているようです。缶切りでゆっくりと手で開ける方が良いのではないでしょうか。

日本も食生活が変化していて、朝食はパンを食べる家庭が増えて来ました。テーブルの上におかれたトースターからも電磁波が出ていますが、電磁波強度は三〇センチメートル離れた場所で一～一〇ミリガウスですから、一メートルも離れれば、ほとんど問題がありません。少し離れた場所におくように心がけましょう。

コタツ

コタツにはいろいろなタイプがあります。一番多いのが赤外線コタツではないでしょうか？この赤外線そのものも電磁波の仲間で、太陽光線よりもエネルギーが低く、太陽光線の中にも含まれているので、悪影響はないと考えられていましたが、最近になって紫外線と同様に皮膚ガンになるのではないかともいわれ始めています。足などをむき出しにしないように気をつけましょう。また赤外線ランプを照らしているのはもちろん電気ですし、小型のファンも付いているものが多いですから、電磁波漏洩がないわけではありません。中央部では、結構高い値を示すものもあります。

三〇センチメートルの距離で一〇ミリガウス以上あるものもあります。高いものですと一メートル離れても数ミリガウスある場合もあります。コタツを机がわりにして、本を読んだりすることも多いですから困ったものです。欧米ではコタツはありませんから、測定データは私の測定例しかありません。ひょっとすると大変に漏洩の大きなものがあるかもしれません。日本人はコタツの大好きな人も多いですから、電磁波漏洩の少ない製品が欲しいものです。とにかく**コタツにもぐり込んで寝るようなことだけはしないようにしたい**ものです。

エアコン

大都会では、いまやエアコンが必需品になりつつあります。ヒートアイランド化したコンクリート・ジャングルに住む人たちにとって、いくらエアコンが嫌いだといっても、隣家にエアコンが設置されれば、その廃熱から逃げるためにもエアコンが必要になってしまいます。フランスなどのように、夏のバカンスを楽しむような余裕のないこの国では暑い夏も働かざるを得ず、エアコン需要は増加する一方です。

そのエアコンからも電磁波が放出されています。最近では、小型で強力なエアコンほど人気商品ですが、そんな製品ほど電磁波が強いのです。

前面三〇センチメートルほどの所で、五〇～二〇〇ミリガウス程度はあります。あるメーカーの新製品で、四〇〇ミリガウスもの高い値を測定したこともあります。しかし、最近の省エネルギータイプのエアコンは電磁波漏洩が少なくなっています。磁場の強度は電流に比例しますから、省エネ型は電磁波低減型でもあります。また、「静かなエアコン」に人気が集まっていますが、「静か」だということは、「ノイズが少ない」つまり「電磁波漏洩が少ない」こととも関係があります。そんなエアコンでも、フルパワー時には、前面三〇センチで一〇ミリガウス前後はあるようです。

しかし、エアコンは部屋の壁の上部に取り付けられていることが多いですから、距離は結構離れているはずです。それでも住宅事情の悪い日本では一メートル程度の位置に机を置いていたり、ベッドがあったりする例もあるのではないでしょうか。電磁波漏洩の多いエアコンを避け、使用時間を短くして距離を離すように心がけたいものです。

炊飯器

マキからガス、さらに電気炊飯器と日本人の炊飯器も大きく変化しました。電磁波漏洩の案外高いものの一つが、この炊飯器です。日本では六五〇万台が使用されていて、毎年一五〇〇万台も売れています。アジア諸国でも大人気なのだそうです。出力の大きなヒーターや電磁調理器を使用していますから、電磁波漏洩を防ぐことは困難です。三〇センチメートルで五～一〇ミリガウスあります。一メートル離れても一～二ミリガウスのものもあります。コンセントにコードが入ったままですと、タイマーが作動していますので、使用していなくても近くで数ミリガウスは出ています。最近になって販売されている炊飯器は、ＩＨ（電磁調理器）型になってしまっています。三〇センチ離れた位置で一〇～五〇ミリガウス、一メートル離れても数ミリガウス程度はあります。五〇や六〇サイクルだけでなく、より危険性の高い数万サイクルから数十万サイクルの電磁波も強いのです。電磁調理器は、日本独自のものですから、困ったものです。テーブルの上で使ったりはしないで、ミキサーと同じようにできるだけ離して部屋の隅に置いて使用するように心がけましょう。

電力メーター・電源ブレーカー・家庭内配線

家庭への電気は、まず電柱からの電灯線で、家の電気メーターの所へやって来ています。そこから、壁の中の配線を通って、台所などに配置された電源ブレーカーへ来ています。電気使用の多い家庭では、これらの配線からの電磁波漏洩が問題になります。

電力メーターは、使用電力を測定するためのものですから、よく見れば、メーターが動いていることが分かります。家庭で使用する電気はすべてここを通っていますので、ここから放出される電磁波が強いことはいうまでもありません。普通の家でも五〇ミリガウス以上はあると思いますので、電力メーターの取付けられた反対側の部屋の壁では数十ミリガウス以上も検出

表4-4　電磁波被曝とAD病（アルツハイマー病＋痴呆症）の疫学研究

集団研究	研究数	相対危険度（倍）	95%信頼区間
全体	5	2.2	1.5～3.2
臨床（病院）研究	2	3.2	1.9～5.4
人口調査	3	1.2	0.7～2.3

アールボム：Bioelectromagnetics. Supplement-5（2001）より

されることが多いのです。一メートルも離れれば急激に少なくなります。

電源ブレーカーは、電力メーターほどではありませんが、近くですと一〇ミリガウス～五〇ミリガウス程度あります。電力メーターと電源ブレーカーとの間の配線が壁の中のどこを通っているかを知っておくことも大切です。電気使用量の多い米国では、電源ブレーカーや家庭内配線からの電磁波が大問題になっています。一般家庭での平均値は米国では一・〇ミリガウス程度はあるようです。日本ではその半分ぐらいだと思います。

電気製品の電磁波を少なくしても配線などをシールドしなければ、部屋の中全体の電磁波は強くなってしまいます。壁の中の配線をより線状にすることや鉄パイプの中に通したり天床の隅を通したりすることで少なくすることが可能です。壁などをも測定して、電力メーター、電源ブレーカー、家庭内配線の近くにはベッドをおかないように心がけましょう。

電気ミシン

一九九四年の七月に開催された「第四回アルツハイマー病などの国際

会議」で、南カリフォルニア大学のソベル教授の報告がありました。モーターなどから出てくる電磁波被曝によって、アルツハイマー病が平均で三倍、女性では三・八倍に増加しているとの報告でした。洋裁業などに従事している職業人を対象にした場合ですと七・〇倍にも増加しているとの報告もあります。

その後同じような報告が相ついでいるのですが、二〇〇一年に、カロリンスカ研究所のアールボム博士らがまとめた電磁波被曝によるＡＤ病（アルツハイマー病と痴呆症）の増加率を示す疫学研究の結果を表4―4（一六三頁参照）に示しておきます。レーガン元大統領のアルツハイマー病告白が話題になっていたからでしょうか、このような研究のことが米国では大きく報道されています。これからはアルツハイマー病の患者に対して、医者として「ミシンの近くでどれだけ仕事をしていましたか」と患者に聞く必要があるとすら言われ始めているそうですが、日本ではまったく知られてはいません。日本で売られている家庭用のミシンはパワーが小さいですから、まだましですが、それでも一〇センチの位置で数十ミリガウスはありますから、できるだけ頭を離してミシンを使用するように心がけましょう。

CDラジカセ、ステレオ

若者に大人気のこれらのラジカセからも電磁波が漏洩しています。古いものよりも新しいものの方が多くなっているように思います。新しいものは、すぐに動作するようにしているためでしょうか。使用しなくてもコンセントが入っているだけで、一〇ミリガウスもあるのに驚いたことがあります。すぐに作動するように内蔵されたＤＣアダプターなどから漏洩しているというわけです。ヘッドホン・ステレオも問題です。ハッチ論文（三三頁参照）では小児白血病の増加率が三倍にもなっているからです。頭の近くで聞くのは良くないのかもしれません。いずれの場合も使用しないときは、コンセントを抜いておきましょう。使用しているときもできる限り頭から離すことを心がけましょう。

ウオークマンなど

ウオークマンなどの小型カセットが若者に大人気です。このような小型カセットは電池駆動ですから電磁波は少ないのです。それでもテープを回転させるために小型のモーターを使用しますので、どうしても低周波の電磁波が出て来ます。本体では数ミリガウス程度ですが、幸いなことにイヤホンではほとんど検出されません。音を発生させるための電流値が少ないからでしょう。それでも、音波などによる耳骨への影響なども心配されていますから、あまり長時間の使用はさけた方が良いでしょう。

ＶＤＴ

ＶＤＴ（ビデオ・ディスプレイ・ターミナル）というのは、コンピュータで使用するテレビみたいなものをいいます。VDTには、ブラウン管式、液晶式、プラズマ式の三種類がありま す。まず最初に使用されたのが、ブラウン管式でしたが、そのVDTの健康問題は電気製品の中でも早くからの論争点でした。電磁波問題を考える時にはとても重要な意味がありますので、その背景も含めて、少し詳しく紹介しましょう。

一九七五年頃から、VDT使用による**「目の異常」「白内障」**などの報告がありました。

さらに一九八〇～一九八二年にかけて、米国やカナダで**女性の流産**が多いという報告が相次ぎました。いちばん有名なのが、トロントスター新聞社（カナダ）事件でした。過去一三カ月間VDT作業に従事していた女性七人中の四人が、一九七九年一〇～一二月の間に異常児を出産したということが一九八〇年に報道され、VDTの危険性が指摘されるようになったのです。一九八一年には、米国議会の科学技術委員会・小委員会で「VDTなどの健康問題に関する公聴会」が開催されたほどです。この時の小委員長であった前副大統領のゴア上院議員は、自分でVDTからの漏洩電磁波測定をしたそうです。日本との違いに驚かされます。

当初は漏洩エックス線が問題にされていたのですが、そのうちにどうも超低周波電磁波の方が問題らしいということになってきました。

「VDT前で育てたハツカネズミの子どもの奇形が五倍に増加」

「TV画面三〇センチメートルで育てたラットにこう丸縮小や体重減少」

などの報告が一九八六～一九八七年にかけて報告されてきました。

これらの一連の研究結果に真っ先にスウェーデン政府が対応し始めました。一九八七年に「MPR—Ⅰ」と呼ばれる規制案を発表、一九九〇年に「MPR—Ⅱ」規制を正式に決定しました。一九九一年には、スウェーデン最大の労働組合組織である労働組合協会（TCO）が独自に**「TCO」規制を発表。**いまだ規制の行われていない**欧米諸国でも、この「MPR—Ⅱ」「TCO」規制に合致していることを謳《うた》い文句にしなければ、VDTは売れなくなってしまいました。**このような事実も報道されないし、知らされていないのは、先進国でも日本ぐらいだったのです。

「MPR—Ⅱ」規制値よりも僅かに厳しい「TCO」規制値は、「五〜二〇〇〇サイクルの極超低周波電磁波についてはVDTの前面三〇センチメートルの位置で二ミリガウス以下、二〇〇〇〜四〇〇万サイクル（超長波の電磁波に相当）では全面五〇センチメートルの距離で〇・二五ミリガウス以下」という数値なのです。その頃の米国製のVDTマニュアルには、これらの規制値に合致するかどうかが書かれていましたが、国産のものではほとんど触れられていませんでした。業界団体（日本電子工業振興協会JEIDAなど）や通産省（現・経済産業省）などの指導だったのだそうです。

ようやく一九九五年の夏頃から日本で販売されている新品のVDTマニュアルなどにも「MPR—Ⅱ規制に合致しています」といった説明が書かれるようになってきたのですが、その内容説明がほとんど書かれていなくて、「どんな意味ですか」という問い合わせを受けたりしたことを思い出します。以前からＪＥＩＤＡが、ＭＰＲ－Ⅱ並の規制を考えていて、一九九六年頃から実施するという噂は聞いてはいたので、「そろそろ実施時期が近づいたのだな」と思っていたのですが、『マイクロウェーブ・ニュース』誌の三／四月号（一九九五年）を読んでびっくりしました。ＭＰＲ－Ⅱというスウェーデンの規制値が新しくなり、ＴＣＯ並のＭＰＲ－Ⅲとして登場し、それが世界中の新規制値になりそうだとして、紹介されていたのです。その記事には、すでに存在している世界各国の規制値のリストも載っていたのですが、ＭＰＲ－ⅡやＴＣＯと並んで、驚くことにＭＰＲ－Ⅱ並のＪＥＩＤＡの規制値も掲載されていたからです。

以前からＴＣＯ規制に合致する国産ＶＤＴは「ナナオ」と「加賀電子」製などしかなく、それらの製品が欧米で馬鹿売れしていて、ＮＥＣやＳＯＮＹなどのＶＤＴが売れなくなってきていました。ＪＥＩＤＡとしても、日本のＶＤＴ規制の存在を知らせなければ外国向けには売れなくなって困ったのではないでしょうか。そこで、外国向けには「日本にも規制値がありますよ」との宣伝をしていたのではないかと思います。そして、国内向けには沈黙を守ることにしたのでしょう。いわば二重規制をしていたわけです。一九九八年からは、日本国内向けも同じように規制され始めたのですが、それ以降に発売されたＶＤＴからの漏洩が少なくなっていることは間違いありません。問題なのは、古い型のＶＤＴです。愛用の古いＶＤＴは、ぜひ測定してみる必要があります。新しいものでも、「アームディスタンス」（腕を伸ばしてＶＤＴにさわる距離）を守って、使用することが大切です。また、上眼づかいにならないように、ＶＤＴ画面を下向に見るように操作して欲しいものです。

また、テレビの所でも書きましたが、最近では、ブラウン管式のＶＤＴは珍しくなって来ています。液晶式やプラズマ式のＶＤＴであれば、あまり心配はいらないと思います。

但し、画面の近くですと、数ミリガウスはありますし、ブラウン管式よりも高周波の成分が増えていますから、「アームディスタンス」は守るようにしたいものです。

ワープロ

ワープロにもいろいろなタイプのものがたくさんあります。それら全てを測定したわけではありませんが、電磁波漏洩が案外少ないのに驚きました。その理由はワープロで使用される表示部が液晶であることによると思います。**液晶は低い電圧で作動するわけですし、ＶＤＴと異なって電磁波が少ない構造**になっているからです。欧米ではＶＤＴの電磁波を嫌って、液晶のパソコンやワープロが大流行で、そのおかげで日本のシャープなどのメーカーが大儲けをしています。

一九九四年四月には、クリントン政権が米国の液晶開発のために緊急研究費として一〇〇〇億円の援助を発表しました。これも電磁波問題が背景にあると考えられます。

このような技術の進歩によって、液晶式が広がり、プラズマ式も広がっていて、電磁波被曝が少なくなって来たわけで、私はとても喜んでいます。

電子オルガン

電気で作動する楽器に電子オルガンや電子ピアノなどがあります。子どもの情操教育というわけで、買っておられる方も多いのではないでしょうか。鍵盤の下に鍵盤と連動して音の出る仕掛けがあるのですが、結構、電磁波漏洩が多いのに驚きます。二〇～五〇ミリガウスはありますから、頭の位置ですと数ミリガウスは被曝します。長時間の練習などには、やはり高価ですが普通のピアノやオルガンの方が良いと思います。

自動車

自動車の電源は、バッテリーですから、交流電磁波は出ていないと思うでしょうが、そうではありません。エンジンプラグの放電やセルモーター・エンジンなどが回転していますし、タイヤの回転摩擦によっても発生します。パワーが大きいですから、高い値を示します。エアコンからも出ていますので、ダブルパンチです。フロントを開けてエンジンのあたりを測定しますと、数百ミリガウスはあるでしょう。クルマは鉄でできていますから、室内はかなり減りますが、それでも数ミリガウスはあります。特に問題なのはオートバイです。エンジンの上にまたがるのですから、とても心配になります。

特にオートマ車の方が高い値を示します。オートマの電子回路から、電磁波が漏洩してく

表4-5　JRの場合の車両の特徴

記号	車両の特徴
キハ	床下にディーゼルエンジンがある。「ハ」は普通・座席車。
クモハ、モハ	床下に走行用モーターがついている。「モ」はモーターの意味。
クハ	走行用モーターがない。
サハ	走行用モーターがない。牽引される車両。

るからです。一五年ほど前に、よくオートマ車の暴走が話題になりました。その原因の多くは、アマチュア無線やトラックからの電波によって、この電子回路が誤作動したためです。シールドが不完全だったからです。逆に言えば電磁波漏洩も大きかったということです。米国では、自動車メーカーが責任を認めているのですが、日本では全く認めようとはしていません。今なお日本では、オートマ車の暴走事故は、年間数十件はあるというのに、不思議な国、日本だと思います。また、自動車のエンジンなどから放射されてくる電磁波の波形は、極めて複雑です。送電線などからの電磁波の波形は、山と谷がきれいな形でやってくるのですが、自動車の場合はガタガタした放電状の波形です。このような波形の方が、危険性は高いのではないかとの論文もあるのですが、安全を証明するような、研究はまったく行われていません。困ったことだと思います。

電車

最近の電車は、直流のものが増えて来ましたから、電磁波漏洩は以前よりも少なくはなって来ています。それでも直流モーターで回転させているのですから、なくなるはずがありません。私鉄会社によって大きく異なりますので、いちがいには言えませんが、シートの所で五〜一〇〇ミリガウスはあります。私の経験では関西よりも関東の方が高いように思います。スピード・アップのためには、発車時に早くスピードを上げる必要がありますから、関東の私鉄の方が大パワーのモーターを使っているからではないでしょうか？　電磁波過敏症の人は、電車に乗るのがとても苦痛なのですが、どうしても乗らねばならない時は、電磁波被曝の少ない車両をさがします。ＪＲの場合の車両の「記号」を表４―５（一七一頁参照）にまとめましたが、「サハ」の車両は電磁波が低いのです。車両の下にモーター部がなく、引っぱられているだけの車両だからです。妊娠の方も、ぜひそのような車両に乗って欲しいと思います。

米国の例では、一九九一年の測定でボルチモア〜ロンドン間の電車では、五〇〇ミリガウスもあったそうです。ワシントンＤＣのメトロ（地下鉄）やサンフランシスコのＢＡＲＴなどは直流電車なのですが、モーターがある床では五〇サイクル以上の電磁波が測定されていますし、通信用の一六サイクルの低周波や四〇〇億サイクルの高周波の電磁波も問題になっています。特に、一六サイクルは、カルシウム漏洩の一番おきやすい周波数なのですが、そのような研究結果が出る前から、一六サイクルが使用されていたのです。通勤時間の長い日本では、ラッシュアワーの苦しさに加えて、電磁波被曝による白血病や脳腫瘍の恐れさえ受けているわけです。職住近接の人間らしい生活ができるような国に早くしたいものです。

図4-3　磁場測定値とオール電化住宅の地域別の建設戸数と比率（05年度）

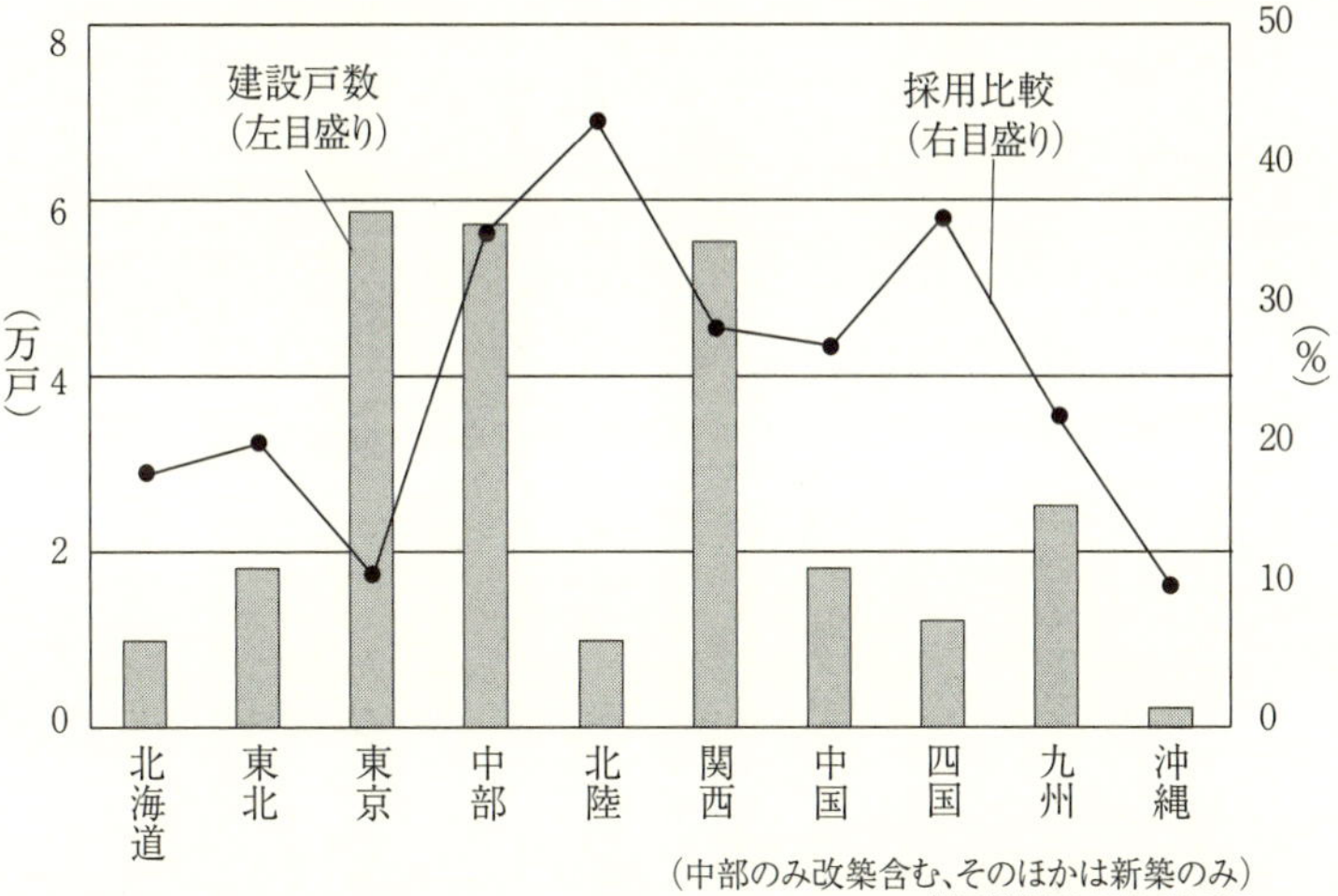

（中部のみ改築含む、そのほかは新築のみ）
朝日新聞2006年6月19日

◉「オール電化」の問題点

「オール電化」と「エネルギー問題」

二一世紀になってから「オール電化」キャンペーンが特に目立つようになりました。ある県の都市部では、新築家屋の七割以上が「オール電化」になっているそうです。東京や大阪などの大都会でも「オール電化」住宅が増えています。高層マンションは「オール電化」で制覇されていて、ガス会社もお手上げ状態です。「電磁波被曝の危険性」が一般に良く知られている欧米では、できる限り「電気使用は控えよう」という傾向が強まっているのに、この日本では逆なのです。

二〇〇二年夏のことですが、東京電力

で原子力発電所の点検や補修などでの不祥事が明らかになり、秋以降には安全確認のために原子力発電所の運転を順次停止し、一時はすべての原子力発電所が停止するという事態になりました。「停電するかも知れません」と東京電力は言っていたのですが、結局は停電することもなく乗り切りました。このことは、原子力発電所が無くても電力供給に余裕があることをはからずも証明してしまったわけです。水力発電所や火力発電所ですと、夜間などでは運転を停止することができるのですが、原子力発電所は運転し続ける必要があります。つまり、夜間電力の多くは原子力発電所が供給しているわけです。今までは地域独占で発電・供給していた電力会社に対して、欧米のように電力自由化が行われ始め、最近では大企業が独自に自家発電をしたり、売電したりし始めていますから、ますます電力が余り始めてきています。それに困った電力会社は「オール電化」で民生用に活路を見いだし、経済産業省の後押しもあって大宣伝を開始しているというわけです。私は、「電磁波被曝・強要」路線といっているのですが、「電磁波問題」が知らされていないからでもありますが、ついつい「オール電化」に手を出してしまうのです。

「オール電化住宅の地域別の建設戸数と比率」（二〇〇五年度）を図4―3（一七三頁参照）を示しますが、驚いてしまいます。こんな家で、「子どもを育てて大丈夫だろうか」と私は心配しているのですが、増える一方なのだそうです。困ったことです。

建設業への電力会社からのバックペイやガス配管設備の撤去による建設費の低下などによる

建設業界・工務店・設計事務所の利益上昇も背景にあり、電力業界・建設業界・メーカーが強力に「オール電化」を推し進めています。学校などの公的機関に補助金を出してまで、旧通産省などは「ＩＨクッキング・ヒーター（「電磁調理器」のこと）」の推進を手助けしてきたのでした。また、その受け皿として、「オール電化」を積極的に勧誘してきたのが建設業界ですし、建築士の方々だったのです。「消費者の安全性を重視しない」という意味では、耐震偽装問題と良く似ているように思います。以前から、「電磁調理器ほど電磁波の強い電化製品はない」といっていた私ですが、電磁調理器を中心とする現在の「オール電化」路線に危機感を感じています。消費者はもっと賢くなる必要があります。自分たちの健康は自分たちで守るより他にしょうがないのがこの日本の現状なのですから。

海外の「オール電化」問題

「オール電化」の先進国は、何といっても米国です。電気料金も安く、全館冷暖房が常識になっている米国ですから、一九九〇年代になって「電磁波の危険性」が広く知られるようになったことで、多くの人々がショックを受けたのでした。特に米国では、床は勿論のこと壁までもヒーターで温めている家があり、そのような家から住み替える人たちが多くなり、借り手も激減したほどです。変電所に隣接する宅地の担保価値を「銀行が認めなかった」ことも話題になりました。日本との相違に驚きます。

一九九三年の新春号だったのですが、電気毛布にくるまっている親子のカラー写真が新聞の表紙になっていて、その横に「電磁波が私たちを殺すだろうか?」との大きな見出しが掲載されているのを見て驚いたこともありました。読者数が実に三三五〇万人もいる、米国最大の日曜新聞の表紙で、一月三日号が電磁波問題・特集だったのです。それを見ながら、日本との相違に悲しくなったことを思い出したことでした。その前年には、米国電力研究所の委託研究で、「電気毛布・使用による小児白血病の増加率が七倍」とのロンドン論文(一四八頁参照)が発表されていて、大問題になっていたからでもあります。

スウェーデンは一九九三年から送電線や家電製品からの電磁波被曝を低減することを国をあげて実施しています。そして一九九六年から、北欧・欧州諸国が中心となった世界保健機関(WHO)の基準値見直し作業が開始されました。遅れて日本もそれに参加したのですが、その頃から、この日本では欧米に逆行する「オール電化路線」の推進が始まりました。通産省(当時)・電力会社・メーカーなどによる、「厳しい規制値になることに反対する状況を作り出す」といっても良いような大宣伝が始まりました。北欧や欧州諸国は「電磁波被曝の低減」を実施し始めているというのに、日本は全く逆の路線を選択したわけです。原発推進とオール電化路線とは、この日本では深く関連していることを示しているといえましょう。

一次エネルギーで考えた場合の熱効率はオール電化の方が悪く、地球温暖化対策にはならないにもかかわらず、原発推進のためもあってオール電化に邁進しているのが日本の現状です。

原発から撤退を始めている北欧・ドイツなどが再生可能な自然エネルギーを重視すると共に、電磁波問題にも厳しい立場を取っているのと、この日本の方向とは大きく食い違っています。どちらが正しいかは今後の歴史が決めることでしょうが、危険性が明らかになったときに、この日本では誰が責任を取るのでしょうか？

ＷＨＯの基準値は参加国の全員一致が必要ですから、日本は「電磁調理器」の使用が継続できるような「極めて緩い基準値」を要求していることでしょう。先進国でも珍しいほど、民家の上を送電線が通っているのが日本の現状ですから、厳しい基準値になれば膨大な社会的負担が必要です。その状況に直面する電力会社を救うためには、「オール電化」で国民への電磁波被曝を増やそうとしているようにすら私には思えるのです。ＷＨＯで行われている「ＥＭＦプロジェクト」に参加している先進国の中では、残念なことなのですが、「日本が一番ゆるい規制を主張している」との声が私の耳にも聞こえてきます。非公開で行われていることを良いことにして、この日本では産官学が一体となってＷＨＯの足を引っ張っているように思えてなりません。アスベスト問題もそうだったのですが、このような状況をなんとか変えたいものです。

「電磁調理器（ＩＨクッキング・ヒーター）」

「オール電化」では、「電磁調理器」と「床暖房」が目玉です。一九八六年のことですが、女性週刊誌『週刊女性』は「電磁調理器はマジックハンドを使って調理する」漫画を掲載したほどです。その図を示しながら、良く話をするのですが、「ブラック・ユーモア」とは思わないで、まじめに「マジックハンドはどこに売っていますか」との質問を受けることすらあります。

三〇センチメートルの場所で、五〇／六〇サイクルで五〇～一〇〇ミリガウスもの強い磁場が観測されますし、三万サイクル周辺では数十ミリガウスにもなります。高調波という整数倍の電磁波も強く、五倍の高調波では一〇万サイクルを超えてしまいます。一九九八年に「ガイドライン」を発表した国際非電離放射線防護委員会（ＩＣＮＩＲＰ）のゆるい制限値ですら、三万サイクルで六二・五ミリガウスですから、三〇センチメートルの位置であればなんとかＯＫですが、より接近すればオーバーしてしまいます。『食品と暮らしの安全』（第一五六号：二〇〇二年四月一日発刊）によると、松下電器製など六社の製品を調べたところが、周波数の高い方の磁場強度は、プレートの上では一五二～一〇七〇ミリガウスにもなっているとのことです。周辺最大値も一二〇～四一〇ミリガウスと高く、ＩＣＮＩＲＰの制限値の一・六～四・九倍にもなっていると発表しています。

一九九〇年からスウェーデンが法規制を開始したＶＤＴ（ビデオ・デスプレー端末）では、全面五〇センチメートルの位置で、五〇／六〇サイクルでは二・五ミリガウス以下、二〇〇〇～四〇万サイクル領域では〇・二五ミリガウス以下なのですから、その値を完全にオーバーしてしまいます。日本の電気メーカーは、ＶＤＴに関してはスウェーデンの規制値を守るような自主規制をしていながら、電磁調理器に関してはとてつもなく高い数値の製品であることを無視して製造・販売しているわけです。そもそも、電磁調理器のような調理器は日本独自の調理器であり、電磁波問題が話題になっていない日本だからこそできることなのです。

国民生活センターには、過去五年間に電磁調理器に関する問い合わせが四二一件あり、その内で「使用時にめまいを感じ、四日間入院した」「血圧が上昇し、耳の付け根が痛くなる」といった体調不良を訴える事例が二七件もあるそうです。国民生活センターは、パンフレット「くらしの危険」を発行していますが、二〇〇四年に出した「二六七号」は「電磁調理器」の特集でした。その中で、幾つもの事故情報を説明しつつ、「電磁波で体調不良?」と絵入りで紹介しています。また、『暮らしの手帖』誌が二〇〇三年に、電磁調理器を取り上げた特集は大反響を呼び、特集を収録した小冊子は一五〇万部も売れたそうです（『読売新聞』二〇〇六年一一月一一日号）。

電磁調理器の電磁波強度を調べた外国の論文を読んだ時のことですが、その論文で調査された電磁調理器はすべて日本製でした。こんな強い電磁波発生源の調理器のあることを、その著者は驚いて報告しているのです。とにかく、電磁調理器の電磁波はあまりにも強すぎます。

私が電磁調理器でまず心配するのは、女性とお年寄りです。女性では「流産」が、お年寄りでは「痴呆症」が心配になるからです。カリフォルニア州衛生局の委託による「低周波磁場・被曝と流産リスク」に関する疫学研究が発表されたのは二〇〇二年でした。その結果を五九頁の表1—9に示したのですが、一六ミリガウス以上の被曝で「流産が多く、低受胎率の女性では、初期流産が五・七倍」にもなっていることを示しています。

最近、日本では子どもの数が急減していますが、ヒョットしたらこのような電磁波被曝が原因で流産しやすくなっているのかも知れません。また、「親のガスレンジ使用が心配だ」とばかりに、電磁調理器をプレゼントする孝行息子が多いのだそうです。ところが、低周波磁場・被曝で「アルツハイマー病や痴呆症」が増加するという研究（一六三頁参照）が幾つもあることを孝行息子さんは知らないようです。

「床暖房」

関西の「オール電化」住宅にも、床暖房が設置されることが多くなってきたのは最近のことです。一〇年程前から「オール電化」住宅の見学会へ何度か行ったことがあるのですが、床暖房の設備がなされておらず、測定したこともなかったのですが、ある雑誌に依頼されて二〇〇六年に初めて測定してみました。床暖房のパンフレットも取り寄せて読んでみました。寝ころんでいる子どもの写真などが紹介されているのを見て、「電磁波は低いのではないか」と当初は想像していたのですが、測定してビックリしました。

床に密着させて測定すると、なんと「一七〇ミリガウス」もの高い値を示したからです。測定器を床から一～二センチ程度離しますと、持参した三種類の測定器とも五〇～七〇ミリガウ

表4-5　低周波電場・被曝と小児白血病

（英国：コギール論文　1996年）

被曝電場・強度	患者数	対照数	相対危険度	95％信頼区間
＞20（V/m）	13人	9人	4.69倍	1.17～27.78
10～19	14人	8人	2.40倍	0.79～8.09
5～9	12人	13人	1.46倍	0.47～5.10
＜5	17人	30人	1.0倍	
全体の結果	56人	56人	2.86倍	1.16～8.00

スでしたから、床暖房用のヒーターが表面近くに敷設されているものと思われます。磁場強度は床から五センチ上で一〇ミリガウス、二〇センチ上でも五ミリガウスはありますから、床暖房の上に布団を敷いて寝るのは大問題です。ＷＨＯですら、二〇〇一年に「三～四ミリガウス以上の被曝で小児白血病が二倍に増加」と指摘しているからです。

また、電場の強いのにも驚きました。床に密着状態では一九〇Ｖ／ｍもの電場があり、五センチ上で一〇〇Ｖ／ｍ、一〇センチ上で六〇Ｖ／ｍ、二〇センチ上でも二〇Ｖ／ｍでした。その値を見たときに、二〇Ｖ／ｍ以上の電場被曝で、小児白血病が増加するという論文のあったことを思い出したことでした。その論文を表４―５（一八一頁参照）に示しましたが、このような電場被曝とガンの関係を調べた疫学研究はとても少ないのが実情です。

私たちが調査・測定した床暖房・設備は大手メーカー製だったのですが、コードが二本でしたから、ヒーターにアース線がなく、それが電場の高い理由でもあります。欧米の電線は、コンセントが三穴であることからもわかりますが、三本の内の一本はアース線なのですが、この日本は二本が一般的ですから、アースが不完全なのです。日本の産官学が一体となって、コストと便利さを優先したばかりに、欧米と異なる路線を取ってきたことが、今になって電磁波問題に対してもっとも脆弱な国になってしまったわけです。このことは産官学も気づいており、最近のコンセントの差し口には、少し長い穴と短い穴とが付くようになっていますが、あの長い方は常にアースが取られるようになっているのです。電柱などにあるトランスのアースが家の中まで入り込むようにされているのですが、今までよりもアースが良くなりますので、「電磁波ノイズ」が低減されるのですが、それでも欧米の三本足に比べると不完全です。この場合の「電磁波ノイズ」の典型例が、電場ノイズです。現在のところでは、「電場よりも磁場の方が危険性が高い」といわれているのですが、その理由には「電場の研究が少ない」ことをもあげることができます。「電場被曝と小児白血病」を調べたコーギル論文がある程度ですから、これからは電場も大問題になる可能性が高いのです。

「電気温水器」(エコキュート)

関西電力の宣伝を見ていて、「オール電化の暮らしは電気温水器から始まります」と書かれているのに驚きました。「オール電化は電磁調理器から」とばかり思っていたからです。以前から「温水器」はあったわけで、「電気温水器は大丈夫ですか？」との質問は良く受けていたからです。その質問に対して、「電気温水器は屋外に設置されていますから、そんなに心配する必要はないでしょう」と答えていました。勿論、温水器の近くでは数十ミリガウスは測定されますから、安全だといえるわけではありませんが、温水器に使用されているヒーターはニクロム線などを巻いたシース・ヒーターですから、磁場強度は距離と共に急減するからです。そんな理由から「壁から離して設置して下さい」「温水器は電力を良く使用しますから、配線は屋外に配置するようにして下さい」「温水器の設置してある壁際には近づかないようにして下さい」と私は忠告しています。このことを守っておれば、特に問題はないでしょう。

「オール電化」問題の今後

「オール電化」路線は、原発優先政策のあらわれであり、エネルギーの多様化に逆行しています。エコキュート（電気温水器）を除けばエネルギー効率も悪く、地球温暖化問題に対処するための再生可能エネルギー・自然エネルギー導入にも敵対しています。電磁波問題にとどまらず、地球環境問題の観点からも「オール電化」路線の見直しが必要です。

ＷＨＯは、一九九六年より「環境保健基準（ＥＨＣ）」の作成を行っているのですが、二〇〇七年六月に、ようやく、「低周波に関する基準」をまず発表しました。当初予定された具体的な基準値の作成は行わず、その作成は国際非電離放射線防護委員会（ＩＣＮＩＲＰ）が行うことになりました。発表された「ＥＨＣ」では、低周波被曝による小児白血病の増加する可能性を認め、「予防的対策」を各国に勧告する内容になっています。「高周波に関する基準」の作成は大幅に遅れ、今のような状況では二〇一二年までかかるかもしれません。

電磁調理器に人気がある理由に「光熱費が安い」「掃除が楽できれい」「火災の心配がない」などだそうですが、本当でしょうか？　原子力発電所のおかげで、夜間電力料金が七割も安くなるそうですが、発電した後に残る放射能・廃棄物のツケは子孫に残していますし、一次エネルギーで考えると決して安くなるわけではありません。「きれい」に関しても、ガスコンロに比べると、フードからの換気が不十分のために「室内に臭いが残る」そうですし、火が見えないので逆に「火傷が増えている」のだそうです。電磁調理器が原因での火災も起きているのですが、消防庁は発表しないことが多いようです。最近のガスレンジも、タイマーを付けたり高温停止スイッチを付けたりと改善されています。人間は火を使うことで進化してきた生物です。料理も火から離れるべきではありません。こんなことでは、食や安全に関する人間の意識も低下し、変化していくようで不安になります。

電磁調理器は身体の一部であるお腹だけを照射しているのであり、照射時間も短いので「心配はいらない」との主張をしている企業よりの研究者の話を聞いて、私は「お母さんのお腹の中にいる赤ちゃんのことを忘れているのではないか」と悲しい思いになったことでした。胎児にとっては全身被曝なのですから心配になるのが当然です。また、電磁調理器の前に立った子どもの頭を直撃することにもなるのですから、用心する必要があります。世界中の流れに対抗して、どうしてこの日本では電磁波被曝を強要する路線が推進されるのでしょうか？　将来、どのような形で悪影響が現れてくるのか……と、私はとても心配しています。

まとめ

これ以外にも電気製品はいろいろとありますが、すこし離して使用すれば心配はありません。米国などでは、家庭内の電磁波対策を受け持つコンサルタント会社がたくさんできています。ニュービジネスだそうです。

日本でも西宮市に初めてそのようなコンサルタント会社ができています。とにかく、マスコミが電磁波問題をあまり取り上げない現状が続く限りは、消費者も被曝されっぱなしというわけです。簡便な測定器を作るメーカーも米国では二〇社は越えていますが、日本には全くありません。私もメーカーの友人に作ってもらえないかと相談したことがあるのですが、「そんなもの売れませんよ」と笑われてしまいました。米国では家庭の常備機器になってきていると言うのに、本当に残念です。それでも、少しずつ関心を持つ人たちが増えてきたこともあって、以前よりは購入しやすくなって来ています。インターネットで調べれば、取り扱っている商社などもすぐわかります。

影響は「被曝の強度と被曝時間とのかけ算」に左右されると思われますので、「使用時間を短くすること」「距離をはなすこと」が大切です。欧米では、心配な人には「漏洩の少ないものを選ぶ」ように**「選択出来る権利」**が守られています。私たち日本の消費者も「電磁波対策のされていない製品は買わない」ように心がけることが大切だと思うのですが、残念なことにそんな製品がまったく出回っていないのです。安全な食品と同様に安全な電気製品を選ぶことができるように運動することも必要なのではないでしょうか。

一九九五年一二月、高圧線問題全国ネットワークなどのグループが、通産省（現・経済産業省）・郵政省（現・総務省）に要望に行っています。このような運動が広がっていて、二〇〇七年末には全国的な「電磁波から健康を守る百万人署名連絡会議」も作られています。

[コラム13] AT車・ロボット暴走

電子回路の応用は、半導体による小型化によって多方面で利用されることになりました。その例が、AT車とオートメーション化でしょう。いずれも、精密機械のコントロールを電子回路を使って行うものです。ところが、その回路が外部からの電磁波パルスによって誤作動する例が相ついで報告されてきました。

一九七六年カリフォルニアの高速道路を走行していたAT車が対向車が発信していた電磁波によって暴走するという事故があり、話題になりました。日本でもよく報道されたAT車の暴走事故の原因の多くは、電磁波のはずなのですが、日本では原因が報道されることは全くありませんでした。

また、山梨県でロボットを停止させて修理していた人が、離れた場所で使用された溶接器の火花からの電磁波でロボットが作動し始めて圧死するというロボット殺人事件が発生しています（一九八二年三月二十二日）。それ以外にも、国電のドアが走行中に全開になるといった事故も何件も発生しているのですが、電磁波が原因だということはほとんど知らされないままなのです。

最近話題になっている問題に高調波問題があります。大型のクーラーなどが増えたことによって、五〇／六〇サイクルの電線に数百サイクルの高調波電流が流れる問題です。それによって、TVが燃え出したりする事故が発生したわけです。私たちの使っている電線からは、このようないろいろな周波数の電磁波が放出されているという証拠でもあります。

◉電力設備など

送電線・配電線・変電所などの電力設備からも電磁波が出ており、電磁波と小児ガンなどの研究が行われたのも、このような電力設備が最初でした。また電力設備以外にも電話線や電波タワーなども問題です。電力設備は六〇ないし五〇サイクルの低周波電磁波なのですが、電話線からは数キロ・サイクルの電磁波が出ていますし、ラジオ・テレビや携帯電話などの電波タワーからはいろいろな高周波の電磁波は勿論のこと、設備からは低周波の電磁波も出ています。そこでそれらの電力設備からの電磁波について見てみましょう。

送電線

送電線にはいろいろなタイプのものがあります。送電鉄塔の型、送電・電圧、送電・電流、送電方式などによって漏洩する電磁波強度が異なります。最近ではほとんどの送電方式は三相送電ですが、単相送電が行われる場合もあります。三相送電というのは、送電する交流の波形を少しずつずらして送る方式です。三相送電であっても、三本の送電線に同じ電流が流れていない場合などは各送電線中に流れる電流のバランスが大きくくずれて電磁波漏洩が強くなることが知られています。また、送電線に使用されている電線がどんな構造かによっても電磁波漏洩が左右されます。古い電線では被膜が破れてしまっていて、外部へ放電が起き易くなり、電磁波漏洩が増えることにもなります。

電磁波の内の電場は、送電・電圧に比例すると考えて良いでしょう。電線の構造によっても違ってきますが、送電線にかかっている電圧をV（ボルト）とし、送電線までの距離をR（メートーm）としますと、最大電場（V／m）は、裸電線の場合の

V／R

と類似していると考えて良いでしょう。つまり五〇万ボルトですと、五〇メートル（m）離れた真下で「一万ボルト／m」ということになるのですが、電線の外側は、厚い被膜材でおわれていますので実際にはこの計算値の五〜一〇分の一程度です。また五〇万ボルトの鉄塔ですと、赤色白色のペンキが塗られているものが多いようです。これは鉄塔の高さが五〇メートルを越える場合に塗ることが建築基準法で義務付けられているからです。一〇〇万ボルトのものでは、高さが一〇〇メートルを越えているものもあります。また電線の損傷状況などや天候

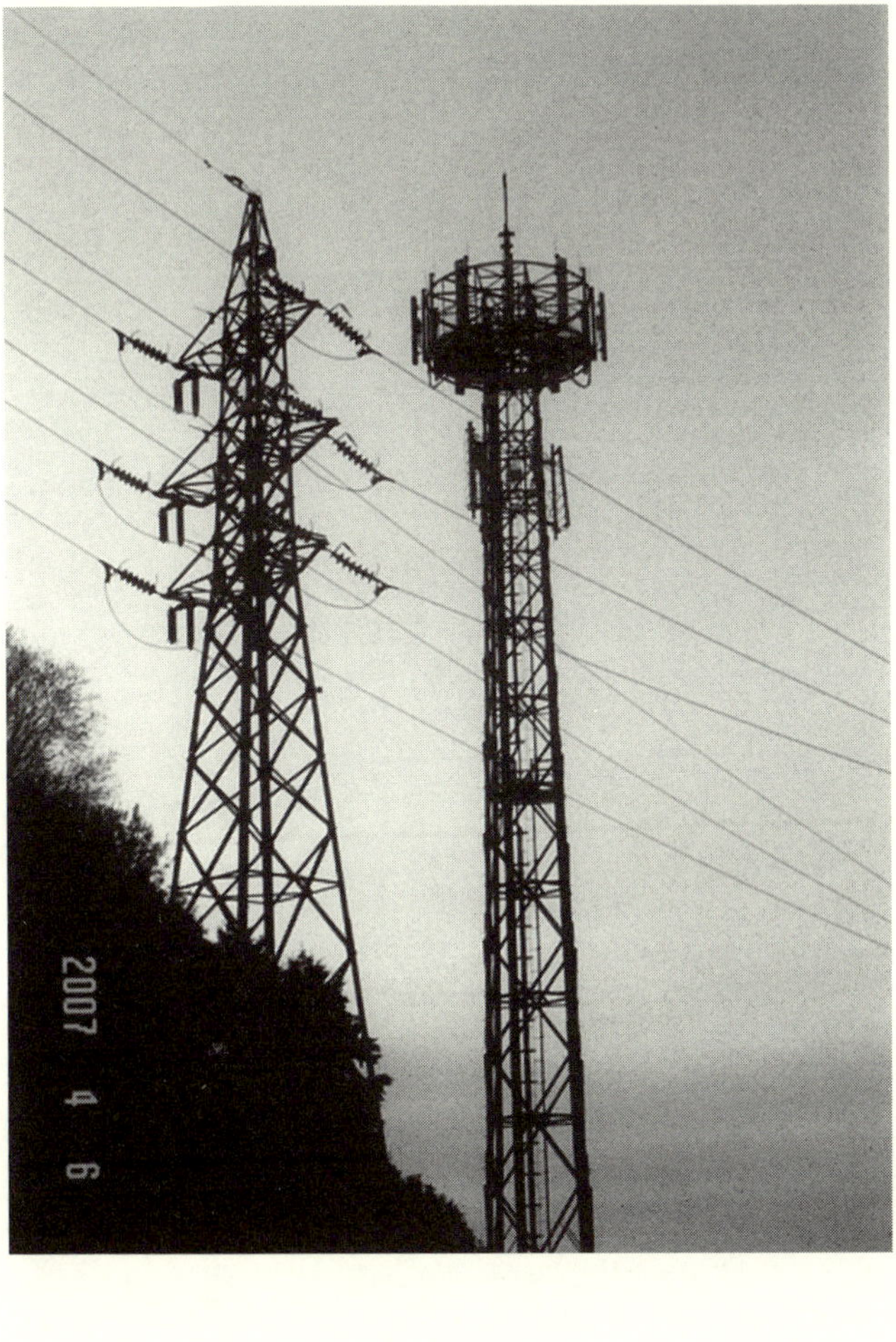
2007 4 6

などによっても電場強度が異なることはいうまでもありません。

磁場の漏洩はもっと複雑です。電線中に流れる電流をI（アンペア）としますと、単相で一本線の直流の場合ですと、距離R（メーター）の地点で、最大値として、

2I／R（ミリガウス：mG）

となります。この式はビオサバールの式という直流の場合の公式です。三相送電の場合はバランスが良く、三本に同じ電流が流れている場合ですと、

2I／R^2（ミリガウス：mG）

と考えれば大体の値になると考えられます。多くの送電線下の磁場強度はこの二つの式の中間にあると考えてよいでしょう。磁場の強度は、線に流れる電流に比例するわけですので、一本あたり一〇〇〇Aが流れていると考えると、三本で三〇〇〇Aですから、五〇メートル離れた場所では(2×3000)÷(50×50)ですから、一・二〇〜二・四mGの中間になります。三相で送電される三本の電線間の距離が近ければ近いほど、電場・磁場漏洩は弱くなるのですが、電線からの誘導電流効果やコロナ放電効果などがありますので、三本の線をあまり近づけることはできません。送電線からの漏洩は、線のある直下では、鉄塔の下が一番少なく、鉄塔と鉄塔との中間の場所、つまり送電線が一番地上に近くたれ下がる場所が一番高いですから、まちがわないようにして下さい。

五〇メートルの鉄塔を考えてみましょう。左右には各々上下四本の電線があると思います。

一番上のものは、防雷用の電線です。その下に三本の太い電線があり、鉄塔では白い碍子《がいし》にぶらさがっていますからすぐにわかります。これが送電線用の電線です。さらにその下に一本の線が通っていることもありますが、これは通信線の場合が多いようです。五〇万ボルト用の送電線ですと、五～七メートル間隔で電線が張られていますので、一番下の送電線は鉄塔の高さよりも一五メートル～二〇メートル低いことになります。五〇メートルの鉄塔だとしますと、約三〇メートルの高さということになります。鉄塔と鉄塔との間は、どうしてもたれ下がりますので、もっと低くなります。大体二〇～五〇％もたれ下がることがありますから、二〇～一五メートルぐらいまで地上に近づくこともあります。

できるだけたれ下がらないようにするためには、鉄塔の数を増やして鉄塔間距離を短くすればよいのですが、土地取得の問題等があるので、電力会社は、大体三〇〇～四〇〇メートルに一本の鉄塔を建設しているようです。たれ下がらないように、もっと電線を引っ張ればよいと思うのですが、耐風・耐震などを考えると無理なので、人家がある場合は鉄塔を高くして、たれ下がった電線を地上から離すようにしているようです。

現在、日本各地で建設中の一〇〇万ボルト送電線では、一〇〇〇万～一四〇〇万キロワットもの送電が計画されておりますから、大電流が流れることになります。一〇〇万ボルト送電線というのは公称であり、実際は一一〇万ボルトの電圧ですから、九〇〇〇～一万三〇〇〇アンペアの電流が流れることになります。市街地によく見かける送電線は大体一〇〇〇～二〇〇〇アンペアを流しているものが多いようです。それでも需要によって、送電・電流が異なりますから、それにともなって電磁波漏洩が変化することになります。

ある送電線下での測定例ですが、一週間の測定（月～金）で、磁場強度に五倍もの差がありました。私の経験でも冬の休みの日の測定値が、夏の最大予想値の一五分の一もの弱いものだった経験がありますから、一度の測定では実態を知ることはできません。私が今まで経験した最大値は佐賀県下で測定したもので、一六八ミリガウスもありました。東京電力の福島県下にある五〇万ボルト送電線下では、螢光灯が光るそうです。原発からの大電流が流れているからだと思います。

電磁波問題が少しは知られるようになってきたからでしょうか、二〇〇五年頃から東京電力は低減化工事を始めているそうです。関西電力も三本の配電線を近づけるような工事をしているので、「てっきり電磁波低減化工事なのだ」と思って、本社の担当者に会いに行ったのですが、「低減工事ではなくて、放電防止工事です」と言われました。東京電力の方が、電磁波問題を勉強しているのかもしれません。「オール電化」も実施率が一番低いのが東京電力と沖縄電力です（図4—3、一七三頁参照）。

変電所

発電所で発電された電気は、高圧送電線を使って、都市郊外にある第一次変電所へ集められます。そこで再び送電線で都市部にある第二次変電所へ送られてから始めて、一般需要家へ配電されることになります。第二次変電所のことを配電変電所と呼ぶのはそのためです。ここからは、二種類の配電線が出ています。工場などへの特高配電線と一般家庭へ送られる高圧配電線です。前者は一・一万ボルト〜六・六万ボルトの配電線ですが、後者の方は、三三〇〇または六六〇〇ボルトのものです。家の近くの電柱についているトランスの横に大きく書かれているからすぐ分かりますが、大都会では六六〇〇ボルトの配電線が多いようです。

第一次変電所の多くは、郊外の山の中に隠れるように作られていますから人家から離れているのですが、問題なのは配電変電所です。東京・大阪などでは、これが地下化されている所が多くなってきています。ビルの地下などに設置されていて、隠されて見えませんが、測定器で測るとすぐにわかります。

配電変電所からの電磁波強度は、その変電所がどれだけの数の需要家に電力を供給しているかによって決まります。大工場へ配電している場合ですと、変電所で取り扱う電力（つまり電流）が大きいですから、どうしても電磁波漏洩が多くなります。変電所は電力供給センターですから、変電所へ来ている送電線下の電磁波も強いですし、送り出される配電線中の電流も多くなります。そのために、変電所があることによって、周辺一体の電磁波環境が悪くなることは避けられません。変電所の外壁近くなどの電磁波は案外弱いように思えますが（私の測定例では最大で五〇ミリガウス程度でした）、変電所近くの路上の電柱で六〇〇ミリガウスを測定したこともあります。変電所からの配電線は直接電柱へ送られているのが普通ですが、都市では道路の下を通してから、地中から地上の電柱へ立ち上げるからです。

変電所近くの電柱を見ますと、電柱のまわりに太い黒色の電線を入れた筒が付けられるのに気付くでしょう。黒色なのは、磁場をシールドするための合金を使用しているためなのですが、こんな場所は大変強いですから、子どもを近づけないことです。

配電線・電灯線

配電変電所から需要家へ配電される電線のことを配電線と呼びます。私たちの家の近くにはたくさんの電柱がありますが、この電柱の上を通っているのが配電線です。下を通っている電線もありますが、これは大体、電話線やファイバー線です。電話線からも電磁波が出ていますので、配電線からの電磁波漏洩のみを測定するのは困難ですが、七〇%以上は配電線から放射されていると考えて良いでしょう。一般の人にとっては送電線よりも、この配電線の方が関心が高いかもしれません。送電線近くに住む人よりも圧倒的にたくさんの人々に近づいているからです。一九七九年のワルトハイマー論文（三九頁参照）というのも、配電線と小児白血病の研究でした。

変電所の所でも述べましたが、配電線からの電磁波漏洩は、その電線にどれだけの電流が流れているかによって決まります。家の前の電柱にある配電線には一体どれだけの電流が流れて

なんでもランキング

電線地中化率、東京唯一30％超

最下位奈良は「史跡優先」

街の様子の何かが違う。「あ、電柱と電線がないんだ」。そう気づくことが、よくある。すっきりした街並みは気持ちがいい。

電線の地中化が最も進んでいるのは東京。日本の中心で観光客も多いとあって、優先度が高かった。国土交通省によると、昭和30年代から東京駅や国会議事堂周辺で工事が始まった。

2位以下は地方が並ぶが、人口10万人以上の都市の市街地を対象に地中化率を割り出したため、大きな都市の少ない県ほど率が高く出やすい。最下位の奈良はどうか。同県土木部は「明日香村や斑鳩町など、歴史的な遺跡や寺のある地域を優先しているので、数字に表れないのでは。厳しい財政事情から、進めにくい面もありますが」。

市街地での幹線道路の無電柱化率

都道府県	%	都道府県	%
1 東京	30.6	38 埼玉	5.3
2 鳥取	29.0	39 徳島	4.9
3 山口	25.3	40 高知	4.6
4 鹿児島	23.2	40 愛知	4.6
5 宮崎	17.9	42 北海道	3.7
6 熊本	17.6	42 兵庫	3.7
7 島根	13.6	44 愛媛	3.2
8 岐阜	13.1	45 滋賀	3.0
8 和歌山	13.1	46 三重	2.7
10 沖縄	12.6	47 奈良	2.2

都道府県別。
05年3月現在、国土交通省調べ

The Asahi Shimbun

地中化の計画は、道路管理者や自治体、電力会社などが協議して決め、費用もそれぞれが負う。地中化には景観の改善のほか、人や車の通行障害を解消するメリットがあるが、コストは電柱に比べ最大で数十倍。それだけに、費用対効果をめぐって意見が分かれるようだ。

（伊藤誠）

『朝日新聞』2003年12月17日より

いるかを予測する必要があります。自宅の前の配電線に流れている電流は、その配電線の下流にどれだけの家があるかによって決まります。夏のクーラー需要の多い一日を考えてみましょう。

例えば六六軒の家があると仮定しますと、一軒当たり、大体平均して一キロワット／時の電力（一〇〇ボルトで考えると一〇アンペア）を使用していると考えてよいですから、一〇〇ボルトで六六軒×一〇アンペア＝六六〇アンペアの電流が使われているはずです。配電線の電圧を六六〇〇ボルトと考えますと、約一〇アンペア相当の電流が配電線に流れていることになります。配電線からの距離を五メートルと考えますと2I／Rの式を使用すると、２×10／５＝４ミリガウスということになります。家の窓から配電線までが二・五メートルしか離れてなければ、八〇ミリガウスにもなります。最大推定値ですが、実際には、これの一〇分の一程度と考えてよいでしょう。そんなところには子どもさんを寝かせないようにしたいものです。

私の家は山手にあって、家の前の配電線の下流には一〇軒ぐらいの家しかありませんので、電柱の近くで測定しても〇・三ミリガウスぐらいでした。その配電線の上流へ向かって、つまり変電所の方へ向かって測定しながら歩いてみたことがあります。変電所近くでは、二〇ミリガウスぐらいに上昇しているのにビックリしました。変電所近くの配電線は、要注意だということがおわかりいただけると思います。いわば配電変電所は、電磁波ばらまきセンターでもあるのです。

まだまだ立ち遅れている日本の「電線類地中化」

震災時の問題点は、「電線類地中化」が、防災面からも見直される新たな契機となりました。しかし現在、日本における「電線類地中化」はわずか1.5％あまり。「電線類地中化」が進んでいる東京23区でも、欧米の都市に比べて大きく立ち遅れているのが現状です。

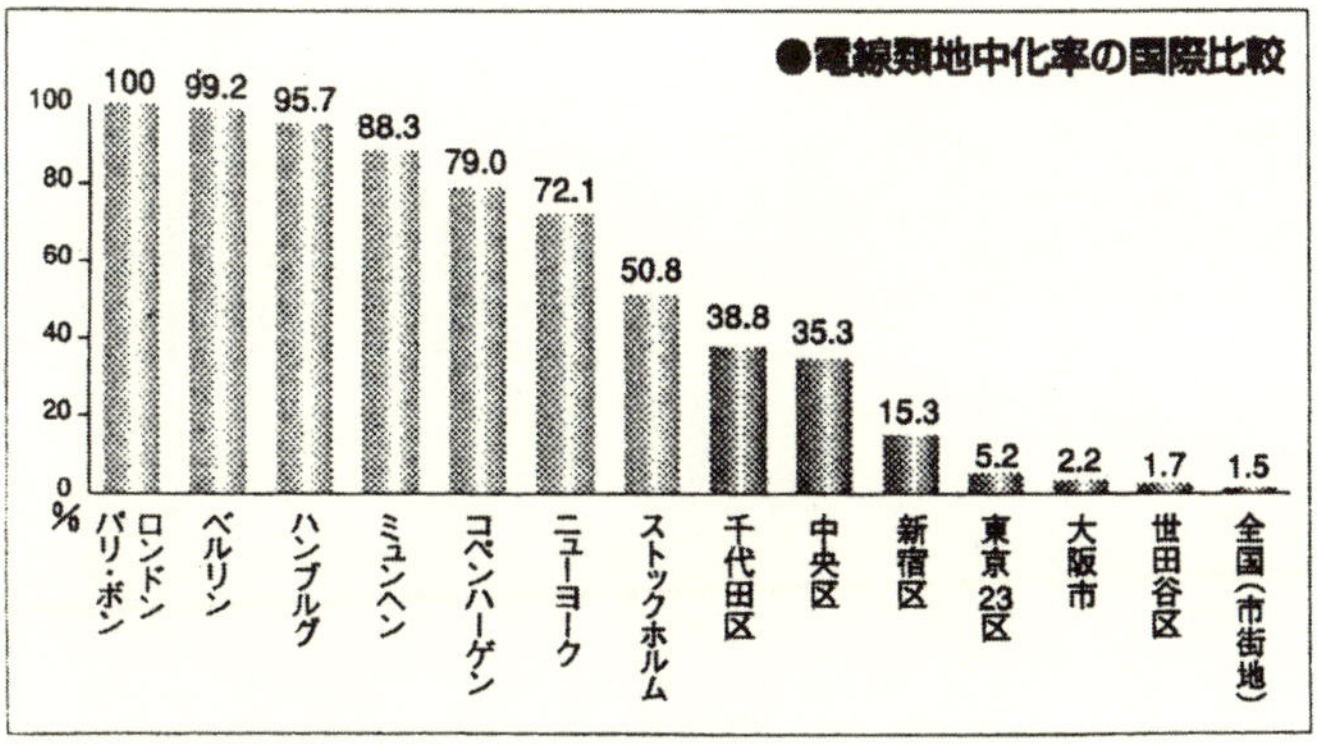

海外の都市は電気事業連合会調べによる1977年の状況（ケーブル延長ベース）
日本の状況は国土交通省調べによる2003年3月末の状況（道路延長ベース）

『朝日新聞』2003年9月1日広告より

電柱のトランスからは、一〇〇ボルトと二〇〇ボルトのいわゆる電灯線が各家庭にくばられています。そして電力メーターにつながっているわけです。この電力メーターまでが、電力会社の責任であり会社のものなのです。この電灯線からも当然のことですが、電磁波が出ています。電磁波の内の電場は低くなるのですが、磁場の方はかえって高くなることがあります。磁場の強度は電流に比例するからですが、一〇〇ボルトに下げたことによって、電灯線中に流れる電流がかえって増えるからです。電力メーターの所では、特に磁場が強くなります。私の家では〇・五キロワット時しか使っていない時でも、メーターの近くでは三〇ミリガウスをこえていました。電柱トランスはもちろんのこと、電灯線や電力メーターの近くの部屋には、子どもを寝かせないようにして欲しいものです。

地下送（配）電線・地下変電所

大都市では、地下送電線・地下変電所・地下配電線が多くなっています。欧米を旅行された方は、欧米の大都市には電柱や送電線がないのに驚かれたと思いますが、相当以前から地下化されているからです。パリ・ロンドン・ボンなどの地下化率は一〇〇％だそうです。もちろん、電磁波問題があるから地下化されたわけではありません。美観が最大の理由でした。一九一〇年頃のニューヨーク市の写真を見たことがあるのですが、まるでクモの巣のように道路上に電線がはりめぐらされているのに驚きました。東京では今なお同じような風景に接することがありますが、日本人は美意識が低いのかもしれません。

ようやく、この日本でも地下化が進められているのですが、いろいろと問題があります。国土交通省は、『まだまだ立ち遅れている日本の「電線類地中化」』の新聞広告を出しているほどです（朝日新聞二〇〇三年九月一日）。しかし、海外のお客さんに恥ずかしいからでしょうか、最近では、幹線道路の無電柱化を急いでいるようです。それも、人口一〇万人以上の都市の市街地を対象にして、いかにも電線の地中化率が高まっているかのように宣伝しているのが見て取れます。「地中化率」の一番低いのは奈良県で「史跡優先」と宣伝している新聞も問題です。もっとはっきりとした地中化率を国民に知らせるのが、新聞の役割だと思います。

地下化すれば、地下埋設電線の真上の電場漏洩はゼロになりますが、磁場の方は結構高い値を示します。離れるに従って激減する所が、架空送電線との違いです。浅く埋めれば漏洩が大きくなります。欧米では、道路中央に埋めたり、深い共同溝に設置したりしていますので、人家への漏洩は大変少ないのですが、日本ではそうはなっていません。多くは歩道に埋めていますし、不思議なことに電力線は一番上の方に埋設しているからです。欧米と異なり日本の地面は水分が多く、深く埋設すると腐食の恐れがあるからなのでしょうか、一〜二メートルと浅いのが特徴です。これではかえって問題です。水分の多い場所は、誘導電流も多くなり、近くに埋設されているガス管・水道管を通じて、家庭内深くにまで電磁波が逆に広がることにもなりかねません。私の経験ですが、地下配電線真上の道路での測定値が、一〜二ミリガウスでした。ところが、道路に面している家の少し奥の水道管のところでは五ミリガウスもありました。「この場所は水分が多いのではないですか」と聞きましたら、「ここは川のあった所で、埋め立て地なのです」との返事でした。水道管を通じて電磁波が広がっていたのです。

京都市内での経験ですが、歩道の地面上で、一〇〇ミリガウスを測定したこともあります。

歩道に面した家の玄関の中でも三〇ミリガウスありました。その家の人も、玄関前に地下送（配）電線が通っていることなど全く知りませんでした。架空送電線工事の場合は、住民の許可を得る必要がありますが、地下化工事は市の許可だけで、近くの人たちの許可など受ける必要がないというので、平気で建設しているのが実状です。困ったことだと思います。

地下変電所で問題なのは、お金のない施設の地下がねらわれているということです。広島市平和大通りに面したルーテル教会の地下変電所問題もその一例です。教会と幼稚園のあった場所に大きな貸しビルを建設し、その地下に変電所を作るというものです。もう完成しているのですが、その横には小学校もあります。ビルには幼稚園が入るのですから驚きます。その教会の牧師がお金に目がくらんで、「サターンに魂を売った」としか思えません。ビル建設費の多くを電力会社が出してくれるのですから、お金のない人たちはついつい乗ってしまうのでしょうか。東京でも多いのが、お寺、教会、幼稚園、私立学校などの地下変電所です。これが日本の現状かと思うと本当に悲しくなります。

電力会社は都会の一等地に支店ビルを持っていますので、そのビルの地下に「変電所」を建設することが多いですから用心して下さい。国が地下化を促進しているからでもあります。鳥取市でも、中国電力・旧鳥取支店に地下変電所計画が持ち上がりました。小学校に隣接していることから住民が反対同盟を作って反対しているのですが、二〇〇六年一二月に中国電力は強引に建設を進め始めたようです。欧米では、「学校・幼稚園・病院などからは電力設備は離す」

のが常識になっているのに、この日本では逆に近づけて建設されています。電磁波問題が知られていないことと、弱者の立場を考えるよりも金儲け優先になってしまっているからではないでしょうか。

〔コラム14〕モスクワ・シグナル事件

一九七六年二月、『ロスアンゼルス・タイムス』紙の特ダネ記事によって、世界中に知れわたった事件です。

米・ソの冷戦激化中の一九五三年のこと、米国のモスクワ大使館が近くのビルから電磁波照射を受けていることが判明。一九五九年の歴史的なニクソン副大統領のモスクワ訪問中に宿泊した時などは特に照射が強かったと言われています。　米政府・米軍・CIAなどによる秘密の調査研究によって判明したのは、電磁波強度は三種類あって、〇・一〜二四μW／㎠、五〇〇〜一〇〇〇μW／㎠、五〇〇〇μW／㎠の変調電磁波でしたが、当時の米国の規制値は一〇mW／㎠とソ連よりも一〇〇〇倍も高く、いずれの強度も米国の規制値以下でした。大使を初めとする大使館員に健康被害が生じている疑いから、米政府も対策強化を行う必要にせまられました。その対策をめぐって混乱している内に、秘密がもれてしまったのです。

米・ソの情報戦争というスキャンダルが、電磁波の危険性を初めて一般国民に知らせる契機となった事件として重要です。

［コラム15］世界保健機関（ＷＨＯ）の動き

一九九六年六月、世界保健機関（ＷＨＯ）が、電磁波研究に着手したことを発表しました。予算が集まらず中止されるとの噂もあったのですが、電磁波問題に世界中の関心が高まったことが見直し作業を開始する圧力になったのでしょう。ＷＨＯは今までに、電磁波に関して環境保健基準（ＥＨＣ）三五（一九八四年）、六九（一九八七年）、一三七（一九九三年）の三つの報告書を発表しているのですが、この内の基準六九と一三七の見直しが中心になると思われます。日本の電力会社などは、この基準六九に記載されている五〇ガウスという数値を、いかにも「ＷＨＯの基準値だ」とばかり宣伝していたのですが、今回ＷＨＯの発表でその根拠がくずれたことになります。その後、電子レンジ・携帯電話などの高周波も対象に含められることとなりましたが、作業が大幅に遅れています。低周波については二〇〇七年六月、高周波については二〇一二年頃までにまとめられるとのことです。しかし、ＷＨＯが基準値をまとめるのではなくて、国際非電離放射線防護委員会（ＩＣＮＩＲＰ）が基準値を作成し、ＷＨＯは研究のまとめやリスク評価、更に各国への勧告などの役割に限定されることになりました。電磁波問題が、政治・経済的な問題になってしまっていて、ＷＨＯでは手がおえなくなってしまったというわけです。いずれにせよ、「電磁波が安全である」と言い切れなくなったことこそ、見直し作業を行うことになった最大の理由だったのですが、危険視する「西欧・北欧・東欧」と「今までで安全だ」との米・日・韓などの国々との力関係で基準値が決まることになるでしょう。健康重視で決めて欲しいものです。

V　私たちに何ができるのか？

◉携帯電話からの電磁波被曝を少なくする方法

携帯電話からの高周波電磁波の被曝を少なくするにはどのような方法があるでしょうか。携帯電話からは低周波電磁波も出ているのですが、特に問題になるのは高周波の方です。低周波は「電気製品からの電磁波被曝を少なくする方法」を読んで頂くとして、ここでは高周波のことに限定してお話しします。

1 SAR値（エネルギー吸収比）の低い製品を選ぶ

携帯電話から放射される高周波の内の約半分は頭に吸収されます。そのエネルギーの吸収量が問題になります。SAR値（エネルギー吸収比）というのですが、それの低いものをまず選ぶべきです。一〇億サイクル前後の高周波は、「ホット・スポット効果」とよばれる「熱集中効果」が特に大きいので、頭の内部（つまり脳組織）にエネルギーをたくさん吸収する場所ができるからです。日本の法律（二〇〇一年六月より施行）での局所SAR値は、「一〇グラム当たり、二・〇W／kg」なのですが、「ホット・スポット効果」を考えて、できる限り「一〇グラム当たり」ではなく「一グラム当たり」のSAR値の低いものを使用するように心がけて下さい。教えてくれない時は、しつように質問しましょう。携帯電話は、インターネット上など

図 5-1　携帯電話による脳の温度上昇

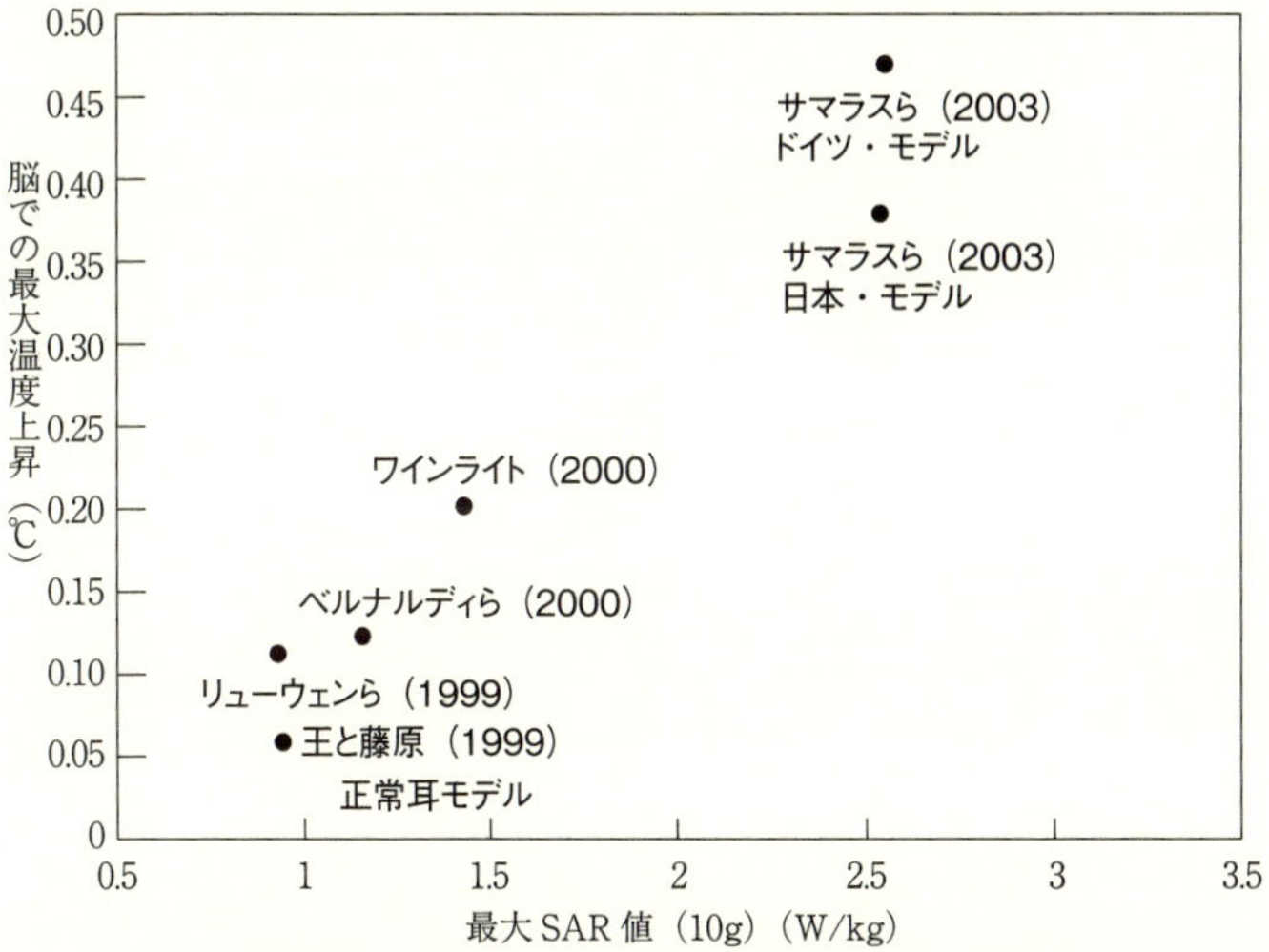

携帯電話使用者の頭の温度上昇に関する種々の研究結果からのまとめ。
これらの研究は、熱模型に関する色々と異なる計算モデルを使用している。

Peter Stavroulakis（ピーター・スタヴロウラキス）著（スプリンガー社刊、2003 年）より

に限定して、ＳＡＲ値を表示しているようですが、どのような使用状態での測定値であるかも気をつけて下さい。欧米でなされているように、携帯電話のケースに記載されるように早くなって欲しいものです。携帯電話のアンテナがどの位置についているかでもＳＡＲ値は変化します。左側で使用するか右側で使用するかでも異なります。アンテナが頭から離れるような携帯電話のほうが安全なわけですから、注意して下さい。

二〇〇一年六月に総務省が初めて「ＳＡＲ値」を公表したのですが、測定条件が、低いＳＡＲ値になるように設定されているように

思います。表5―1に、インターネットで調べた「SAR値」をリストしました。メーカーによって、大きな違いがありますし、同じシリーズの機種でもSAR値に差があります。それでも、SAR値の違う携帯電話が多くなったことは、「使用者の選択できる権利」が広がったわけですから、とても良いことです。実際のSAR値はこれより高くなっていると思われますが、現在のところでの傾向を示していると考えて良いので、「ピーク値」の低いものを選ぶように心がけましょう。日本の規制値は「一〇グラム当たり二・〇W／kg」なのですが、その値ですと、脳の最大温度が約〇・三度Cも上昇することになります。そのことを示した論文を図5―1（二〇五頁参照）に示しました。そんなに温度が上昇しても、本当に大丈夫なのでしょうか？　日本の法規制値は、「少しぐらいの温度上昇は健康に悪影響を与え得ない」との前提になっているからです。

2　イヤーホンを使用すること

SAR値が低いからといって安心できるわけではありません。使用方法で更にSAR値を下げるように心がけることが大切です。その場合で一番良い方法は「イヤーホン」を使うことです。二〇〇一年四月、米国でアンゲロス弁護士らによる集団訴訟がありましたが、「イヤーホーンを使用すれば被曝が少なくなるのに、イヤーホーンを付属品にしていなかった」ことを理由の一つにしています。

表5-1　携帯電話（業者別）の「SAR値」

（業者がインターネット上で公表している数値）

業者名	携帯電話の型	SAR値（W/kg：10g当たり）
NTTドコモ	208iシリーズ	0.81～1.34
	209iシリーズ	0.45～1.09
	211iシリーズ	0.39～1.14
	251iシリーズ	0.45～1.02
	502iシリーズ	0.39～1.00
	503iシリーズ	0.56～0.79
	504iシリーズ	0.45～0.97
	505iシリーズ	0.24～1.03
	506iシリーズ	0.35～1.13
	6XXシリーズ	0.47～1.03
	FOMA702iシリーズ	0.52～1.52
	FOMA900iシリーズ	0.24～1.45
	FOMA901iシリーズ	0.33～1.07
	FOMA902iシリーズ	0.33～1.16
	FOMA903iシリーズ	0.34～1.15
AU（KDDI）	A1300シリーズ	0.84～0.94
	A1400シリーズ	0.47～0.76
	A3000シリーズ	0.81～1.48
	A5000シリーズ	0.19～1.22
	Wシリーズ	0.11～1.15
	C400シリーズ	0.34～1.52
	C3000シリーズ	0.60～0.75
ソフトバンク	NEC製	0.19～0.85
(ボーダフォン)	東芝製	0.21～1.25
	シャープ製	0.21～1.37
	三洋製	0.48～1.18
	三菱製	0.53～1.58
	サムソン電子製	0.22～0.57
	ノキア製	0.32～1.21
ウィルコム	Wシリーズ	0.02～0.09
	その他	0.03～0.08

（注）インターネット（http://ktai-dennjiha.boo.jpなど）から作成。この値は、出力最大時で標準的使用法での「SAR値」であり、「最大SAR値」ではないことに注意。

二〇〇一年春に、スウェーデンの新聞に「携帯電話の持ち方」が写真入りで紹介されていました。「最良」が「イヤーホン使用」で、「良い」のが「アンテナを頭から離す」でした。「悪い」が携帯を頬から離して「アンテナが頭に近い」場合で、「最悪」が「わざとアンテナを頭につけた」場合でした。

二〇〇〇年春のことですが、英国の消費者団体が、「イヤーホンをつけると被曝量が増加する」と発表し、日本でも話題になりました。私も測定してみたのですが、そんなことはありませんでした。特別な位置関係がある時の、いわゆる共振状態を測定した可能性もないわけではありませんが、その後の研究でも「イヤーホン使用が一番安全性が高い」ことが判明しています。欧米の空港などでは、イヤーホンを使用している人を良く見かけましたが、日本では全くといって良いほど見かけません。電磁波問題が知られていないからです。

3 携帯電話タワーの位置を考えること

携帯電話はタワーとの間でいつも電磁波のやり取りをしています。タワーが近くにある時は、携帯電話アンテナを内蔵していても交信できますが、タワーから離れるに伴ってアンテナを伸ばす必要が生じます。またタワーとアンテナとの間では、電磁波強度を自動的に強くしたり弱くしたりして交信する仕かけがなされています。携帯電話とタワーとの間に頭がありますと、その電磁波が頭に吸収されて弱くなりますので、送信する仕かけが働いて電磁波を強くす

表5-2　携帯電話使用者と頭痛の増加率

使用時間（分／日）	アナログ携帯電話		デジタル携帯電話	
	スウェーデン	ノルウェー	スウェーデン	ノルウェー
<2	1.00倍（95%信頼区間）	1.00倍（95%信頼区間）	1.00倍（95%信頼区間）	1.00倍（95%信頼区間）
2～15	1.81倍（1.22～2.69）	1.81倍（0.82～3.98）	1.81倍（1.02～2.19）	1.81倍（0.90～4.20）
15～60	3.24倍（2.12～4.95）	3.31倍（1.53～7.18）	2.50倍（1.66～3.75）	2.69倍（1.24～5.88）
>60	3.40倍（1.43～8.12）	6.36倍（2.57～15.8）	2.83倍（1.37～5.85）	6.31倍（2.35～17.0）

スウェーデン・ノルウェー合同研究所報告：1998.6

ることになり、それだけ頭へのSAR値が高くなります。

　近くの携帯電話タワーの方向にアンテナが直接に向くように身を回転させると、弱い電磁波での使用が可能となるわけです。身体をわずか回転させるだけで良いのですから、タワーの方向がわかっているのでしたら、いつもその方向へアンテナを向けて使うようにして下さい。携帯電話を使っている人は良く知っておられると思いますが、携帯電話には「電波の強度を示す」旗のような目印があります。それを見ながら、旗の多い条件下で使用するように心がけることが大切です。

4　長時間の使用を避けること

被曝による影響は、被曝強度や使用時間に比例すると考えられています。

　どんなにがんばっても被曝はゼロにできないのですから、使用時間を短くすることです。短い方が費用も安くてすみますから一石二鳥です。スウェーデンでは、携帯電話は緊急時の連絡用と考えられているのですが、それでも長時間使用者が増えています。一日に六〇分以上使用する人は頭痛が明らかに増加しているとのスウェーデンとノルウェーとの共同研究結果がありますので、それを表5―2（二〇九頁参照）に示しました。「頭痛は何らかの身体の異常SOS」なのですから、長時間の使用はさけるようにしたいものです。二〇〇五年に、ウィーンの医師会が「携帯電話に関する勧告」を発表しているのを読んで驚きました。「携帯電話の使用を短くしましょう」ということだけでなく「あなたの使用が短ければ、携帯電話基地局タワー周辺にいる子どもや赤ちゃんへの被曝も少なくなります」といった主旨が書かれていたからです。やさしい配慮に感心しました。

◉タワーからの電磁波被曝を少なくする方法

携帯電話タワー・ラジオタワー・テレビタワーなどからの電磁波は、携帯電話のように自分で電源を切ることはできません。その意味では送電線からの電磁波被曝と良く似ています。ここでは特に携帯電話タワーを想定して被曝を少なくする方法を考えてみたいと思います。

1　民家から離して建設すること

携帯電話タワーの建設依頼が会社からありましたら、まずことわることです。それでも建設が拒否できない状態になっている場合でしたら、民家から離してもらうことです。米国では建設予定地の八五％が拒否されていて、予定通り建設できたのは僅か一五％しかないという記事を私が読んだのは一九九七年ごろのことです。日本との違いに驚いたものです。

大体、タワーから一〇〇～一五〇メートルあたりの位置が最も電磁波が強かったのですが、最近では三〇〇～四〇〇メートルあたりが最大の強度になって来ているようです。少くとも民家から五〇〇メートルは離して欲しいものです。

すでに建設されてしまっても、危険性を示す研究が増えているのですから移転要求をしつづけましょう。学校の近くのＰＨＳアンテナを撤去する自治体も増えていますので、あきらめないことです。

２　建設後の設計変更を認めないこと

一度建設されてしまうと、会社はドンドン強度を上げて行きます。アナログ型からいつのまにかデジタル型に変更になったのですが、私の知る限りでは、その設計変更を周辺に住む住民の方々は全く知らされていませんでした。デジタル電磁波の方がアナログよりも危険性が高いと思われるのに、住民の気持は無視されているのです。タワーの下にある機械室の中で、いろいろと設計変更が行われるのですが、周辺の人はまったくわかりません。設計変更を少しでもしたら、約束違反ですから撤去してもらうよう交渉することです。

3 タワーの見えない部屋で生活するように心がけること

「タワーの上にあるアンテナが見える」ということは、そこからの電磁波をもろに受けているということです。タワーの上に設置されている板状のアンテナが少しでも横向きになっておれば、少しは弱いのですが……。タワーの真下ですと、アンテナが見えないので弱いのですが、サイド・ロープとよばれる電磁波がきている場合もありますので、注意して下さい。また直下では電源室が近いので低周波が強くなります。高周波は、高い場所の方が当然強くなります。

タワーがまったく見えなくても、電磁波は光と同じように反射することも考えておいて下さい。自分の住むマンションの上にタワーがあった場合にはとなりのマンションで反射してやってくることもあるからです。

4 高周波シールド材を探すこと

タワーが見えるし、測定してみて高周波の電磁波が強いことが判明した場合は、やはりシールド（しゃへい）するより他に方法がありません。アルミニウムのクッキング・フォイルで携帯電話をつつむと使用不可能になってしまうことでもわかりますが、金属箔で弱くすることができます。

低周波電磁波の磁場に比べて、高周波の電磁波シールドはかなり簡単です。カーテンやシールド壁紙やシールド・ガラスも売り出されています。少し高価ですが、利用されると良いでしょう。ビルの内部から外へ電磁波が漏洩するのを防ぐ（スパイ防止です）目的で開発されたものなのですが、外部からの侵入にも効果があります。

5　その他

携帯電話システムは、今や日本人の七八％もの普及率（二〇〇七年一月末）になっていますので、タワーは、低周波の場合の高圧送電線に相当します。世界中では三〇億台をこえそうですから、驚きます。電力という「エネルギー問題」と、この携帯電話の普及とは、同じような難しい関係に直面しているといって良いでしょう。社会的思想的な課題でもあります。「電力施設からの電磁波被曝を少なくする方法」をも参考にして下さい。

◉電気製品からの電磁波被曝を少なくする方法

電磁波被曝を少なくするにはどうすればよいでしょうか。

電気を使用する製品からは必ず低周波電磁波が漏洩しています。そのために心がけねばならないことを上げてみたいと思います。電気なしでは暮らせないような生活になってしまっているのですが、チョットした心がけで被曝を少なくすることができるからです。

1 電磁波漏洩の少ない製品を選ぶ

なんといっても、漏洩の少ない製品を使うことです。また使用しない時には、電源のモトから切ってしまうことも大切です。そうはいっても、漏洩の少ない電気製品は日本にはほとんど売っていません。しかし、多くの電気製品の中から同じ性能であっても漏洩の少ないものを選ぶことはできます。欧米では、電磁波対策のなされた製品が売り出されていますから、製品カタログを利用して直接注文するのもよいことです。日本中の消費者が電磁波対策のなされていない日本製の製品を買わないようなことになれば面白いと思います。

米国・環境保護庁（EPA）の「あなたのまわりの電磁波」（一九九二年）という一般向けのパンフレットを読んでいて感心したのですが、電気毛布の説明に図が示されていて（一四九頁図4―2参照）、五センチの所での平均電磁波が「一般的な電気毛布では二一・八ミリガウス」「低電磁波製品では〇・九ミリガウス」と示されていました。電気毛布以外にもいろいろな製品がそろっているようです。電磁波低減のもっとも進んでいるのがスウェーデンです。VDTでもそうでしたが、数ミリガウス以下を目安にして多くの電気製品の低減化がなされています。一九九五年にストックホルム市が作成した「環境二〇〇〇年」の計画書には、「電磁波被曝の低減」が書かれているのに感心しました。できる限り被曝を少なくすることを政策として表明しているわけです。日本の消費者の力が弱いのが残念ですが、お金を出して購入するのは私たちなのですから、メーカーに低減を要求することが大切です。

最近、「電磁波低減シール」とか「電磁波カットするＶＤＴ用エプロン」とかいった製品も出はじめているようですが、私の知る所では、ほとんどがインチキです。電気毛布やＶＤＴでは、欧米並に低減化されたものが出回ってきていますが、まだまだ不充分です。

根元から、カットすることも大切です。コンセントを入れっぱなしにしていますと、結構、電磁波が出ているものが多いからです。電圧がかかっているだけでも、電場が漏洩しているのです。磁場は、スイッチを入れて電流が流れることで、はじめて発生しますが、スイッチの所までは電圧がかかっているのですから、磁場は発生しなくても電場はあるわけです。私たちは、スイッチを入れるとすぐに働くような製品ばかり追い求めて来たものですから、予備電流がいつも流れていることになります。

例えば、ＤＣアダプターもその一つです。電話やラジカセなどは必ずＤＣアダプターがコンセントにさし込んだままになっていますし、製品の中に入っているものもあります。このアダプターからは、常に電磁波が漏洩しています。数十ミリガウスはあるでしょう。テレビや電気炊飯器や電子レンジも、すぐに使用できるようになっていますから、スイッチを入れなくても漏洩しています。そうでない製品もありますが、念には念を入れて、使用しない時はコンセントを抜くように心がけましょう。

2 発生源から離れること

家庭電気製品の多くは、モーターなどを使っていますので、送電線からの電磁波に比べると、距離とともに早く減衰します。距離で二倍離れた場合で考えますと、送電線では二分の一から四分の一に減る程度ですが、電気製品の多くは五～八分の一に減衰します。そうならないものの代表例が、電子レンジと電磁調理器です。この二つは、積極的に電磁波を発生させていて、とても電磁波が強いからです。これ以外のものは、距離を離すように心がければ、被曝が激減します。国産のミキサーなどは近くですと一〇〇～七〇〇ミリガウスもありますが、一メートルも離れると激減します。そのような電気製品はできるだけ部屋のスミに置くように心がけるだけでも効果があります。螢光灯も頭の近くでは使わないように心がけましょう。紫外線被曝の点からも近くを照明したい時は白熱灯を使う方が安心です。TVなども近くで見ないようにしたいものです。

3 被曝時間を短くすること

今のところ、電磁波被曝によるガン発生などの悪影響は、強度と時間の積に関係すると考えられています。強度の単位である「ミリガウス」と、時間の単位である「年」との「積」であるような「ミリガウス・年」という単位が使われ始めたのは、一九九〇年代に入ってからのことです。ヘアドライヤーやシェイバーなどの電磁波被曝は強いのですが、使用時間が短ければ問題にならないとも考えられていますが、そうとばかりはいえません。ヘアドライヤーは頭に一〇〇ミリガウスもの被曝を与える場合がありますから、六分間（〇・一時間）使用する女の人ですと、「一〇ミリガウス・時間」の被曝になりますので、一ミリガウスの被曝を一〇時間も続けているのと同量ということになるからです。携帯電話の使用が問題になっているのも、長時間も頭の近くで使用するからなのです。電磁波の強いものは、使用時間を短くするように心がけることが大切です。後から、悪影響が出て来ては大変です。「本当に安全だ」と立証されるまでは、用心することが肝心です。

以上、被曝を少なくする方法として、三つの点をまとめました。しかし、どんなに用心しても、家庭内の電磁波被曝量は平均して〇・三ミリガウス程度は避けられません。米国はもっと電化が進んでいますから、〇・五ミリガウス以上になっているでしょう。私は「**安全だと考えてよいのは、〇・一ミリガウス以下**」といっていて、それを「我慢レベル」とよんでいます。理想的にいえば「ゼロ」であって欲しいのですが、それでは電気の利用しない原始的な生活にもどることが必要になりますから無理です。私は「〇・一～数ミリガウス」を「用心レベル」、「数ミリガウス以上」は「危険レベル」と考えています。そして、〇・一ミリガウスと数ミリガウスの間は、「便利な生活を楽しむためのリスク」だと考えるより仕方がないことだと思います。このことは、何も電気に限ったことではありませんが、「せめて電気ぐらいは安全であって欲しい」のですが、そうはいかないようです。

◉電力施設からの電磁波被曝を少なくする方法

電力施設というのは、発電所・送電線・変電所・配電線・電灯線のことをいいます。発電所の中でも、原子力発電所からの漏洩放射線（この中にも電磁波の仲間であるガンマ線が含まれています）も問題になるのですが、ここではふれないことにします。まず問題なのが送電線・配電線・電灯線です。発電所で作られた電気は送電線で変電所に送られます。送電線は「超高圧」と「特別高圧」との二種類に分けられています。「特別高圧」は一・一万ボルト〜一八・七万ボルト、「超高圧」は二二万ボルト〜五〇万ボルトです。現在日本各地で一〇〇万ボルトの超々高圧送電線の建設が進められていますが、実際に送電され始めるのは二〇一〇年ごろからで、それまでは五〇万ボルトで送電されるようです。変電所で送電線の電圧を三三〇〇ボルトや六六〇〇ボルトに下げて送電されるのですが、それが配電線です。道端の電柱の上を通っているのが、そのような電線です。電柱のうえにはトランスがのっていることに気付くでしょう。あのトランスは六六〇〇ボルトなどの配電線電圧を更に二〇〇ボルトや一〇〇ボルトの電灯線用に低くして各家庭に配電するわけです。そのトランスから家庭までの電線を電灯線と呼んでいます。変電所は、発電所と違って町中にもたくさんあります。最近ではビルの地下に作られていることも多いですから、東京などではあまり気付かないようです。変電所の中では、送電線の電気を大きなトランスを使って、配電線用に分配しているわけです。

これらの電力施設から放出される電磁波から身を守るにはどうすればよいでしょうか？「電気製品」の場合に述べた三つの方法は、電力施設相手では何もできません。引っ越しをすれば避けられるでしょうが、そんなことはまず不可能です。うまく引っ越すことができても、その後に入る人が同じように被曝してしまうことになりますから気が滅入ってしまいます。これから建設される場合でしたら、力を合わせて建設拒否をすれば良いのですが、それでも今の法律体制下では、自治体も裁判所も電力会社のいいなりですから大変な困難な目にあいます。しかし町内会で団結すれば建設中止にできる可能性もないわけではありません。しかし、配電線はどうしますか？　電気を使う限りは、配電線・電灯線が必要です。どこかに、送電線・変電所が必要です。ですから、電磁波問題はゴミ問題と大変よく似ていると思います。

1　社会的に電磁波低減計画を作ること

家庭への配電システムは日本全体で考える必要があります。電磁波問題はそれなくしては解決できない問題の一つです。そもそも五〇サイクルと六〇サイクルが共用されている先進国は、日本ぐらいのものです。一九一〇年代の米国では、三〇、三五、四〇、五〇、六〇サイクルの送電線・配電線がはりめぐらされていて、経済的にも問題が大きくなって、ついに一九二〇年前後に六〇サイクルに統一されました。そのころ、欧州では五〇サイクルに大体統一されています。まず、日本も統一することが大切です。遅くなれば遅くなるほど問題が深刻になるはずです。東京電力などは、一〇〇万ボルト送電線網の完成をめざしているのですが、その理由の一つに送電損失を少なくすることが上げられています。しかしサイクルの統一は全く議論されていないのはおかしなことです。サイクルが異なることで一番困っていることの一つは、モーターのような回転する製品です。京都から東京へ高速回転機器を持参したことがあるのですが、すぐに壊れてしまって困ったことがあります。とにかく統一による社会的コストの上昇と低下とを比較した論文すら見たことがありません。国民的な議論なしにはこのような問題は解決しないことですが、送電線などを民家から離して建設することは簡単なのですから、早目に対策しておくことが大切です。

米国では、送電線計画は国家環境保護法（NEPA）の対象となっていて、詳細な環境アセスメントの提供が義務づけられています。電磁波問題はもちろんのこと、オゾン発生、ノイズ現象などいろいろなことを報告する必要があります。ある送電線のアセスメント報告を読みましたが、いくつもあるルートの内で最適なルートとして選ばれたのは、「〇・二五マイル（約四〇〇メートル）以内には、住民が住んでいない」というものでした。虫や動物には申し訳ないことですが、やはり悪影響があると思われるものは離すことです。

そして、配電線などは地下化することを考える必要があります。欧米人が日本へ来てまず驚くのが、電線の多いことだそうです。一九八頁にも書きましたが、ロンドン・パリ・ボンなどは一〇〇％近く地下化されています。美観上の問題があったからですが、地下化すれば電磁波低減はまちがいありません。地下化にも問題はありますが、架空送電線よりはずっとましです。また送電線・配電線が不必要になるようなエネルギー供給システムとなる燃料電池を大々的に導入することも重要です。その様なシステムを日本全体に適応するためには、やはり何らかの規制が必要です。下水道・ゴミ・電気などの国民生活に密着した問題を最優先すべきなのですが、大気汚染の原因である道路建設ばかりに税金を浪費しているようにしか思えません。長期的に考えての、社会的基盤整備を急ぐ必要があります。

②　アウタルキー思想で考えること

「アウタルキー思想」とは、自給自足ですべてのものをある一定の地域内でまかなうといった思想のことです。ドイツのナチスが政権を獲得した後、主張した考えですが、今見直され始めています。ナチスは、まわりの国ぐにがナチスに対立していることから、ドイツはドイツだけで他国と独立して自給自足をした国家とならなければならないとして、この思想を展開したのです。第二次世界大戦中の日本も同じ思想でした。それに比べて、現在の日本はあまりにも「アウタルキー思想」を忘れてしまっているように見えて、かえって心配なくらいです。

私は、国家間での「アウタルキー思想」だけでなく、日本国内においても、「アウタルキー思想」が大変重要だと思っています。特に「水・食・エネルギー」の三つは「アウタルキー思想」を中心に考えるべきだと思っています。小さなエリア（人口でいえば一〇万人程度）を一つの単位と考えて、「水・食・エネルギー」を自給自足するような体制を作り上げるのです。その上にたって、お互いに不足分をゆずり合うような体制ができないだろうかと考えています。

毎年のように、日本の各地で水不足が問題になりますが、「食・エネルギー」ではこのようなことはあまり聞きません。一九九三年には米不足で大混乱がありましたが、「のど元すぎれば」でしょうか、またまた「減反」がさわがれています。「食・エネルギー」は、価格が高いから、なんとかお金で用意できるのですが、「水」の場合はそうはいきません。水不足の時には、船で輸送したりもしていますが、一般には「水」は安価だと思われているからです。これが一〇〇倍もの価格でしたら、きっと各自治体が水の確保もしますし、「水の売買」も盛んになることでしょう。その典型例が「エネルギー」だといって良いのではないでしょうか？

戦前のエネルギー源は水力でした。ですから水力発電所の多い地域に電力使用型企業が集まりました。ところが高度成長とともに大都市への工場集中が盛んになり、大電力基地は遠くに作られ、送電システムが大型になったのです。小さなエリアで「アウタルキー思想」を中心にして、燃料電池の導入、自然エネルギーの活用などを行えば、大送電線網の必要もありません。コストも安くつきますし、電磁波問題もずっと解決しやすいのです。日本では現在一〇〇万ボルト送電線網の建設が進められており、各地で反対が起こっています。一九九三年に完成した柏崎（新潟）～東山梨間の一〇〇万ボルト送電線の建設費は二七〇〇億円、現在進められている福島～群馬間のものは、三〇〇〇億円もの建設費です。一〇〇万キロワットの原子力発電所一基分に相当する巨費なのです。バカバカしいと思いませんか。

この送電線に反対している福島県棚倉町の住民の方々が阻止署名を青島東京都知事（当時）に提出しました。一九九五年一〇月三日のことですが、中止した都市博会場跡に原発を建設すれば、こんな送電線網も不必要で、電気のコストも安くなるはずだというものでした。都心の原発から、多数の地下配電線で配電すれば電磁波漏洩も少なくなりますし、大変良いことではないかとの指摘です。原発が危険ならば、なぜ福島県に集中して建設しているのかという思いも込められていたのでしょう。東京都民がこの棚倉町の住民の願いを入れて、大誘致運動が起こることを私は期待したのですが、逆に住民の方々の運動の方がつぶされてしまいました。二〇〇一年になって、石原都知事が建設発言をしているのですが、原発推進派の経済人や知識人の多い東京のことですから、この人達の今後の行動に注目したいものです。

③　エネルギー使用を減らすこと

電力施設がドンドン建設される最大の理由は、電気エネルギーの使用が増えているからです。最近では産業の空洞化もあって工場用電力消費は横ばい気味ですが、家庭用電灯電力や商業用電力が増えています。以前は、国民総生産（GNP）の増加に伴って電力消費が増加すると考えられていたのですが、石油ショック後はGNPの増加よりも低い伸びにとどまっています。それでもジワジワと増えつづけています。大都会のビル用冷暖房需要が急上昇しているからですが、特に冷房が問題です。大型クーラーの使用で大都市のヒートアイランド化が進み、そのためにますます、クーラーが使用されるという悪循環がつづいています。こんな現象を**「ポジティブ・フィードバック」**といいますが、このような馬鹿げたことを何としても止めねばなりません。今や東京のエネルギー使用量は東京にふりそそぐ太陽エネルギーにも匹敵するくらいになって来ているのですから大問題です。**フランスのように、夏の暑い時には働くのをやめて休めばよいのです。そうしないから、夏の一時的な最大電力を保証するために大発電所が必要となるのです。**

夏の一日の数時間のために膨大なピーク電力が必要となります。そのための電力設備を作れば作るほど電力会社はもうかることになっているのですから、電力会社としては笑いが止まりません。ですから、夏のピーク電力が大きくなって喜んでいるのです。電力需要の平坦化を本気になって行う気持ちなど全く持っていません。先進国で一番こまネズミのように働かされている労働者も、人間らしい生き方を求めて行動することもありませんから、このようなポジティブ・フィードバックは悪化する一方です。寒いくらいに冷房のきいた東京のビルに入るたびに私は腹だたしくなります。東京の偉い人たちは、クーラーのきいた専用車があるから平気でしょうが、暑い街路を行くピシッとした背広姿のサラリーマンを見ると怒りを通りこして悲しくなります。

電気エネルギーはほぼ石油やウランなどの天然資源を利用していますから、あと数十年たてば、不足するか価格がもっと上昇するのはまちがいありません。電気の大量消費を楽しんでおられるのもしばらくのことなのです。今の内から、省エネルギーに心がけ、電気を使用しないように心がけておきたいものです。

ところが、電力会社は、「オール電化」を推進しようと宣伝にやっきになっています。原子力発電所を作りすぎたためですが、そのエネルギーはウランの核分裂エネルギーを利用していることはいうまでもありません。そして、核分裂した後に残る死の灰からは、電磁波の仲間であるガンマ線が放出されているのです。電磁波問題は原発問題でもあり、エネルギー問題でもあるわけです。

4 「予防原則」思想を基本に考えよう

電磁波にも「リスク（危険）とベネフット（利益）」が成り立ちます。危険性があったとしても、それによる利益を考えて選択することができるからです。しかも、今や電気なしでは生活できませんし、携帯電話も世界中で三〇億台を突破しているそうですから、危険な割合が極めて低いとしてもその悪影響は膨大になるはずです。ましてや、生殖系などへの悪影響も懸念されているのですから、人類の生存の点からも慎重に対処する必要があります。電磁波問題は、まさに二一世紀の公害であり地球環境問題の一つだと言って良いのです。

二〇世紀になって問題となった環境悪化に対処する思想として「アララ（道理にかなって達成可能なほど低く）」「慎重なる回避」「予防原則」がありますが、二一世紀のみならず今後の一〇〇〇年間を考えた時の環境キーワードとして最も重要なのが「予防原則」思想です。

「予防原則」とは、「科学的に不確実性が大きな場合のリスクに対応するための原則であり、「危険性が十分に証明されていなくても、引き起こされる結果が、取り返しがつかなくなるような場合に、予防的処置として対応する」考え方です。一九九二年のブラジル「環境サミット」の第一五宣言にも盛り込まれました。ミレニアムの年である二〇〇〇年二月には、欧州委員会は「環境問題に関しては、今後、予防原則を基本とする」ことを決定しました。フランスは二〇〇五年三月に「予防原則」を憲法に取り入れていますが、「千年王国思想」を重視するキリスト教の国々だからでしょうか。「危険性が証明されるまでは安全だ」と考えるのではなく、「危険な可能性がある限り、安全性が確認されるまでは排除しよう」との「予防原則」思想が今や世界中で広がりつつあります。地球温暖化、オゾンホール、原水爆と原発、環境ホルモン、遺伝子操作食品、エイズ、狂牛病などに直面して、そのような考え方が欧州を中心にして広がっています。

環境ホルモン問題でも関心が高まっていることですが、女子出産や精子減などの影響は以前から電磁波分野で問題になっています。日本の死産児の内、男児の割合が一九七〇年代から急増し、今では女児の二・二三倍にもなっていることが大問題になっています（『サンデー毎日』二〇〇二年五月一六日号、「ＹＯＭＩＵＲＩ・ｗｅｅｋｌｙ」二〇〇三年六月二二日号）。更に妊娠初期の一二～一五週の死産に限定すると何と一〇倍にもなっているそうです（『朝日新聞』二〇〇四年七月四日号）。そして、その原因の一つに電磁波被曝原因説も登場しています。

私の調べでは、西ドイツや米国では日本のような変化を示してはいません。日本特有の現象だと思われます。日本が責任を持って明らかにすべき「重要課題の一つ」ではないでしょうか。もうすでに、電磁波被曝をゼロにはできませんが、被曝を減らすことはできるのですから、電磁波と共存しながらどのように生きていくかが問われています。「電磁波の危険性が一〇〇％確定した」というわけではありませんが、問題なのは「安全性が確定していなかった」ということです。

ＷＨＯなども「電磁場への予防原則の適応に関する」国際会議（二〇〇三年）、「電磁場に関する子どもの感受性」国際会議（二〇〇四年）、「電磁波過敏症」国際会議（二〇〇四年）、「電磁場の公衆健康政策への予防処置の適応に関する」国際会議（二〇〇五年）を開催しています。最近になればなるほど、疫学研究のみならず、遺伝子レベル・細胞レベルでの悪影響研究が増えてきているのですから、「危険な可能性が高い」と考えて、「予防原則」思想を基本に考える必要があると思います。

◉電磁波のシールド

「シールド」というのは「遮蔽《しゃへい》」の意味で、電磁波を防ぐことをいいます。「シールド材」とは、そのための材料のことです。「屋根の上を送電線が通っているのですが、どうすれば電磁波を防ぐことができるのですか？」といった質問を良く受けることがあります。また、最近ですと、ＶＤＴからの電磁波を防ぐためのエプロンとかスクリーンとかが売り出されていて人気が高いのだそうです。これらの問題も含めて書いてみましょう。

1　高周波発生源からの電磁波シールド

携帯電話が普及したこともあって、各地に携帯電話タワー（基地局）が建設されています。更にＰＨＳアンテナのある電話ボックスも街路に目立つようになりました。

窓を開けるとテレビ・ラジオのタワーが見える場所に住んでおられる方もあると思います。これらのタワーからは高周波の電磁波が来ています。

家庭にある身の回りの高周波発生源は、電子レンジと携帯電話のみですが、身近にありますので、それの使用時にはタワーからの電磁波よりも強い電磁波が放射されることになります。電子レンジの窓には、黒い網目のものがついていますが、これとガラスとで大幅に漏れを低くしているのです。

携帯電話は主に携帯電話についている小さなアンテナから放射されているのですが、全体をアルミニウムのクッキングホイルで包むと携帯電話は使用不能となることがわかります。つまり、低周波の磁場のシールドに較べると、高周波のシールドは容易なのです。

トンネルや地下室では、ラジオが聞えなくなることがありますが、コンクリートや鉄材がありますと高周波は通過し難いからです。しかし、窓からも、回折現象で電磁波が入り込みますので、窓をシールドすることが大切です。

こうしたシールド用のガラス材もありますし、シールド壁紙も売られています。シールド用のカーテンもあります。いずれも、ビル内のコンピュータなどの情報が外部へ漏洩しないように開発されたものですから、建築用品を取扱っている会社へ問い合わされるとよいでしょう。一一〇頁で紹介しました「フルモト商事」でも取り扱っています。

2 送電線・配電線からの電磁波シールド

送電線と配電線はいずれも会社や消費者へ電力を供給するためのものです。特に送電線は発電所からの電力を大量に送る必要があることから高電圧・大電流で送電されていますので、どうしても電磁波漏洩が多くなります。配電線も住宅近くが多いですから、それから電磁波被曝をうけることになります。それらの電磁波発生源を私たちの力でシールドすることはできません。電力会社が漏洩の少ない方法を取ってくれることを願うばかりです。

私たちのできることといえば、まず一番大切なのは送電線や配電線から、できる限り距離を取るようにすることでしょう。それが無理な場合は、送電線や配電線などを離してもらうように要求することです。その上で、少しでも少なくするには、送電線や配電線からやってくる電磁波が直接やってこないように、窓を少なくしたり、できる限り鉄材・鉄板などを使うようにすることしか方法がありません。そうすれば、電磁波の内の電場は大幅に弱くなりますし、今問題になっている磁場も少しは減少するでしょう。家を建て替えるチャンスがあるのでしたら、木造よりも鉄筋コンクリートなどにすることで少しは減少すると思います。磁場はコンクリートを突き抜けてしまいますが、鉄材で少しは吸収されるからです。それでも半減させることはかなり困難です。

3 家庭内の配線からの電磁波のシールド

電柱の配電線には六六〇〇ボルトの電圧がかかっているのですが、トランスで一〇〇ボルトと二〇〇ボルトに低くした電圧が家庭へ送られています。それを電灯線といっています。電灯線が電力メーターの所へ来た後、家庭内のブレーカーへ結線されているわけです。この電力メーターまでが電力会社の範囲ですが、メーターからは私たちの責任ですから、自由にシールドすることができます。

電力メーターは大体道路に面しており、そこから壁の中を通って、台所などのブレーカーにまで配線されます。その配線中には家庭で使用する電力すべてが流れるわけですから、その配線から漏洩する電磁波が問題になります。その配線は、撚《よ》り線にするようにしたり、鉄のパイプの中に通すようにした方が良いでしょう。ブレーカーの所からの漏洩も多いので、ブレーカーのボックスは必ず鉄製のものにしましょう。ミュー・メタルの板でかこめばより少なくなるはずです。

ブレーカーからは各部屋へ配線がなされています。壁の中を通っているのですが、それらの配線はできる限り、身体から離れた場所、例えば壁の上部などを通るようにして、撚《よ》り線にしたものを鉄製のパイプに通すように心がけたいものです。使用する電線も外側にシールドのされているものを使えば、より少なくなると思います。

4　使用している電気製品からのシールド

電気製品からの電磁波をシールドすることは、私たちの力では大変困難です。漏洩の少ない製品を選べば良いのですが、日本のメーカーは電磁波のことは全く考えていないからです。大型の電化製品よりも小型のものを選ぶようにしましょう。「スモール・イズ・ビューティフル」なのです。

それでも漏洩は防げません。私たちのできることは、そんな製品を使っても、できる限り被曝を少なくすることだけです。例えば、コンセントにプラグをさしたままにすることはできるだけ止めることです。特に頭の所にある電気製品、例えば電気時計やラジカセなどは、使ってなくても電磁波が出ていることがあるからです。特に、ＤＣアダプターからは大変強い電磁波が出ていることがあります。ＤＣアダプターには、トランスと直流化回路が入っているからです。できる限り、コンセントからはずすように心がけたいものです。

⑤ アース線からのシールド

洗濯機や冷蔵庫などは、必ずアース線をとることが必要です。そのアース線は大体、水道管につけるのが一般的です。アースされた水道管にも電流が流れることになります。使用電力や配電法式によってこれらのパイプに流れる電流は異なります。日本では、柱上トランスでアースを取っていることもありますし、電気使用量も少ないですから、米国で問題になっているほどの電磁波漏洩はありません。多量に電気を使うオール電化家庭以外の一般の家庭ではこのことはあまり問題にする必要はないでしょう。

問題なのは、東京などの大都会の場合です。東京などでは送電線・配電線の地下化が進んでいるからです。地下化する場合は、できる限り深い所に設置するのが望ましいのですが、一〜二メートルぐらいの浅い所に埋めるのが一般的です。これでは地下に電磁波が漏洩して来ることになります。更に問題なのは、漏洩電磁波が水道管やガス管を伝って、逆に家庭の中へ逆流してくることがあるからです。地下送電線などと水道管とが近くに埋められているからなのですが、地下深くに送電線などを埋めて、さらに鉄製のパイプに入れて、オイル冷却を行うなどすれば、漏洩が大幅に低下するのですが、そんなことを真面目に考える電力会社はこの日本では少ないのです。私の知っている限りでは、東京電力は送電線の各電線を近づけることなどをして、低減化を試みているようです。このような動きが広がることを期待したいものです。

6　シールド材

ＶＤＴからの電磁波を防ぐものとして、エプロンやスクリーンなどが大変よく売れているそうです。「九九・九九九％もカットする」と宣伝している製品もあり、産経新聞や朝日新聞でも紹介されたほどです。しかし、これらの製品は、ここで問題にしている低周波の電磁波のうちの磁場には、ほとんど効果はありません。高周波に対しては効果があるのですが、残念ながら、ＶＤＴからはそのような電磁波は出ていません。「看板にいつわりあり」の典型例です。それでは、低周波の電磁波を防ぐにはどうすればよいのでしょうか。鉄板などを使用すれば少しは効果があることは確かです。

電磁波の内の磁場のシールドは大変困難なのですが、シールド材がないわけではありません。よく知られているのが、「ミュー（μ）・メタル」です。ニッケル、鉄、銅、クロムの合金です。μメタルのような透磁率（μ）の大きな材料が良いのです。鉄でも「シリコン鉄」が一番効果を示します。このような鉄に比べて、μメタルは、一〇〇倍以上ものシールド効果を示しますので、ここでも使用をすすめたいのですが、残念なことに大変高価です。〇・一ミリの厚さのもの一〇センチ角でも一万円ほどするからです。アモルキットという合金のシールド材も出まわっていますが、もう少し安くなって欲しいものです。西欧では電磁波シールドに関心が高まっていますので、その内にはもっと効率がよくて安価なものが開発されるのではないでしょうか。

高周波の電磁波シールドに関しては、いろいろな方法が行われています。低周波に比べるとシールドが簡単だからです。電磁波シールド・ビルとして有名なのが東京都庁です。東京タワーなどからの電磁波をもろに受けることや秘密保護から、シールド・ビルとして建設されたのです。そのコンクリートには九〇トンもの高価なシールド材が入れられているそうです。窓には金属カーテン、壁紙は金属箔の内貼り、電磁波シールドガラスなども使われています。

また、携帯電話に張り付けるだけで「被曝が少なくなる」として、シール状のものがありますが、まず効果がないと考えて良いでしょう。アンテナに帽子をかぶせるものもありましたが、これですと少しは効果があるでしょう。しかし一番大切なことは、携帯電話の内部でシールドしているような製品を選ぶことです。またSAR値の低いものを選択して使用することを心がけましょう。

◉電磁波関連健康グッズ

日本人は、電磁波などは身体に良いと思っているのでしょうか。大変な数のグッズが販売されています。どうしてこんなことになるのでしょうか？　私はいつも頭をかしげています。

『ナショナル・ジオグラフィック』という米国で人気の高い自然科学雑誌があります。最近、日本語版も出版されていて、グラビア写真のきれいなことでも有名です。その雑誌が、放射線特集をしたことがあります。二〇年ほど前のことです。その中に、浴衣を着た男性がお風呂で温泉水を飲んでいる写真が載っていました。その説明文には、「M温泉はラジウムが多いので有名なのだが、その危険性のある温泉水を日本人は好んで飲んでいる」といった主旨の説明文が書かれていました。そのことを思い出しつつ、日本の電磁波問題のことを考えてしまいます。もし、その雑誌で、電磁波問題の特集がなされたとしたら、「日本人は危険性の疑われている電磁波が身体に良いと思っている変わった国民だ」と紹介されることになるのではないでしょうか？

私もいろいろな質問を受けることが多いのですが、その筆頭が、電磁波健康グッズのことです。特に年配の方からの質問の多さに驚きます。

デパートの健康器具コーナを見て回ることがあるのですが、低周波の電磁波を利用した健康グッズが目につきます。一番よく知られているのが、「エレキバン」でしょう。これは一〇〇〇ガウスもの強さの磁石を使っているものです。薬局でも売っているのですから、一般の人は、身体に良いと信じているのでしょうか。

一九六五年に旧厚生省（現・厚生労働省）薬務局長通達が出されました。磁気治療器のバイブルといわれているのが、この通達です。内容は「血液は、その中にイオンがあって血管内を流れているが、イオンの流れは電流とみることが出来るので、血管に磁場を与えるとフレミングの法則によって血管に力が働く。逆に血管に磁場を切るような動きがあると、血管内に電気が流れ、従って血管の流れが影響を受ける。この原理を応用した治療器として、五〇〇〜八〇〇ガウス程度の表面磁束密度の永久磁石を指輪、腹帯等に装置したものと、電気によって電場（磁場と同じと考えてよい）を与えるものがある。」という内容ですが、強い磁場であれば血液流が乱れることから、「血液の循環をよくし、肩こり等に効果がある」と効果を宣伝しています。こんなに強い磁場なのに「身体に良い」なんて、子どもだましみたいな内容なのですが、この通達があるばかりに、薬事法にもとづく医療器具として認可されるようになったのです。通達の背景をいろいろと調べているのですが、よくわかりません。それらのグッズの数を調べましたので表5—3（二三七頁参照）にしておきます。

そもそも日本の旧厚生省が医療器具として認可するための条件は、二つの病院での「良い結果が得られている」との報告（臨床）があれば良いことになっているのです。いわば、簡単な

表5-3　電磁波（超音波を含む）関連医療グッズ数（日本）

治療器の種類	会社数	医療グッズ件数
低周波治療器	49	263
干渉電流型低周波治療器	7	34
電池電源低周波治療器	10	18
低周波治療器素子	3	4
その他の低周波治療器・関連機器	15	29
マイクロ波治療器	10	45
超短波治療器	3	4
その他の高周波治療器・関連機器	5	9
超音波治療器	13	24
その他の超音波治療器・関連機器	2	2
家庭用電気磁気治療器	4	8
家庭用永久磁石磁気治療器	49	157
その他の家庭用磁気治療器	2	2

『医療機器総覧'99』より

疫学調査で、「良い結果が得られた」という報告があれば、認可されるというわけです。「低周波の電磁波被曝による小児ガンの発生」についての多数ある疫学論文のうちの九〇パーセント近くは「影響あり」なのですから、旧厚生省はすぐにこのような医療器具の販売を禁止すべきなのですが、実情は逆なのです。「悪影響がある」という疫学研究結果に対しては、「メカニズムがはっきりしない」などとケチをつけていながら、医療器具の認可に対しては、「どうして良い効果があるのか」と要求もせずに、認可を下しているのです。「天下り先」確保のためなのでしょうか。

その点、米国は異なります。米国は法律で認可条件が詳しく決められていますので、二つの病院が「効果あり」との報告を出せばOKとなるようなズサンなことはしていません。例えば、「グッド・ラボラトリー基準」という規則があり、農薬や食品などで実施されています。ところが、携帯電話の電磁波に関しても、この法律に従った実験結果を提出しなければならないはずなのに、実際は何もなされていないということが欧米などで現在、大問題になっています。また日本の健康グッズのような器具は法的には認可されていないはずです。とにかく、日本との相違に驚くばかりです。日本の役人は、企業の金もうけには大々的に協力するが、国民の健康に関しては「真剣ではないな」と思ったことです。

日本人の、特にお年寄りの、医者・病院・旧厚生省に関する不信感は相当なものです。医療に対する不満が、逆にいろいろな民間療法や電磁波グッズに走ることになっているようにも思われますので、私としても複雑な気持ちにさせられます。

ここで、どんな電磁波グッズがあるのかを調べてみましょう。

1 健康グッズ

電磁波を応用した健康グッズにはいろいろなものがありますので、私の知っているのはその内のほんの一部だろうと思います。健康グッズとしては、「**静磁場応用**」「**交流磁場応用**」「**電場応用**」「**イオン応用**」の四つに分けることができます。

静磁場応用のものには、「エレキバン」とよばれている製品が大変有名ですが、それ以外に、ネックレス、腕リング、指リングなどがありますし、フトンに磁石を入れたものまで売り出されています。また、「ギメル・オート」とか「サノライフ」とかいうプラスチック様の電磁波防護グッズもありますが効果はないと思います。電磁波を中和するような作用があるというので、自動車の中に置いている人もいるようですが、精神的安心装置なのではないでしょうか。

交流磁場を使っているものもたくさんあります。特に強い磁場を使うものには交流磁気治療器があります。これらの使用磁場強度は七〇〇ガウス以上の強いものでなければ、医療器具として認可されないのだそうです。局長通達の根拠として、「五〇〇〜八〇〇ガウス程度以上の強いものであれば、血液が影響を受ける」としているからなのでしょうが、大変驚きます。この本で悪影響を問題にしている交流磁場強度は、数ミリガウスなのですから、一体この日本の旧厚生省（現・厚生労働省）は何を考えているのかと不信感で一杯になります。

電場応用のものに、ヘルストロンやドクタートロンというものがあります。高電圧にすると身体の調子が良くなるというので、お年寄りに大変人気があるのだそうです。無料でかかれるというので、行列をして順番を待つほどだそうです。「調子が良ければ購入して下さい」というわけです。親孝行な息子さんから、「五〇万円で買って上げたのだが、本当に効果があるのでしょうか」という相談を受けたこともありますが、残念なのですが「効果はないと思います」と答えました。

イオン応用というものにもいろいろな種類があります。イオン水というものから、マイナスイオン発生器などです。大体のものは、マイナスのイオンによる効果をうたっているようです。どうして効果があるのか私には全くわかりません。

これ以外にも、最近よく見かけるものでは、低周波を利用したものがあります。オウム真理教が使っていた「ヘッドギア」も低周波を利用しているようですが、高周波よりも低周波の方が人体への影響が大きいらしいということから、逆に健康グッズとして登場してきているのでしょうか。

高周波のものもありますが、ジアテルミー療法として古くから使用されているものです。骨折した時などに骨がつきやすいというので古くから使用されています。カルシウムが溶け出しやすいことは確かですので、その効果を利用しているようです。

2 防護グッズ

防護グッズの典型例は、ＶＤＴ用エプロンやＶＤＴスクリーンなどです。かつては、病院の事務所のＶＤＴの多くにはＶＤＴスクリーンを付けていましたし、事務員の女性がエプロンをしているのもよく見かけました。「九九・九九九％の電磁波をカットする」と宣伝している製品もありますが、電磁波のうちの電場や高周波電磁波をカットする効果はありますが、ＶＤＴで問題になっているような低周波磁場の電磁波防護にはまったく効果がありません。電磁波防護カーテンやガラスなども登場しています。壁紙などもあるようですが、いずれも電場や高周波には効果があるでしょうが、低周波磁場には役に立たないと考えてよいでしょう。

3　応用グッズ

電磁波応用グッズにもいろいろなものが売り出されています。永久磁石を風車につけたようなものや、ヒモにつけたものなどが、送電線やビルの屋上などで見かけることがあります。風で永久磁石が動くことにより、近くに変動磁場を生じさせるというわけです。ハトには確かに効果があるのですが、カラスやスズメにはあまり効果はないようです。ハトの頭には小さな磁石があることが一九八〇年頃に発見されていますし、ハトは磁場に敏感なのは確かですから、応用グッズとして売り出されているのでしょう。蚊や犬を防ぐための器具も売り出されています。最近、米国製のものでコンセントに差し込むと家庭内配線を通じて電磁波が広がり、ネズミが近づかなくなるという装置も売り出されています。米国でも売れているのでしょうか？いささか疑問に思うのですが、プラグから電線に高周波の電磁波をのせるのでしょうが、人間への影響の方が心配です。

これら以外にも私の知らない電磁波グッズがいろいろとあるのだろうと思います。「悪影響はないのですか」とよく聞かれるのですが、私はこのように答えることにしています。

これらのグッズを使っている人には、「本当に身体の調子が良くなりますか？」と聞くことにしています。「調子がよいのです」という人に対しては、「それが本当なら、あなたにとって良い製品なのでしょう」「しかし、調子が良いということは、そのグッズの電磁波があなたに影響を与えているということですね」「その影響がたまたまあなたにとって調子の良いものだとしても、それはほんの短期間だけなのではないですか」「私が問題にしているガンや免疫系への影響というのは、数年以上たってから現れてくるのですから、後でどうなろうと自分で責任を持って下さいよ」「ですから、子どもさんにだけは使用させないで下さい」と話すようにしています。

二〇年ほど前までは、電力会社の人は、「送電線の下では植物が良く育つ」と宣伝していたのですが、悪影響を心配する農民の方々が「電力会社は送電線は全く影響がないといっていたのはウソなのか？　影響を与えることを認めるのだナ」と言われてからは、電力会社の人も一切言わなくなったそうです。良し悪しは別として、まず「影響がある」ということの方が重要だからです。

健康グッズが「良い効果を与える」のが本当だとしても（私は全く信用していませんが）、その効果は、人間の身体が変なものを外から受けて反応しているという事実なのですから、そのことの方が重要なのです。「反応する」ということは、調子の悪い身体の一部が変化することですから、一見すれば「調子が良くなった」ように思えるでしょう。しかし、その経過がズーッと良い効果を与えつづけているという保証を誰がしてくれるのでしょうか？　旧厚生省が医療器具として認可しているといっても、長時間のテストをしたわけでもありませんし、ましてガンになるかどうかの調査をしているわけでもありません。サルモネラ菌を使った長時間テストやホルモンの変化などの研究をしっかりとしているわけでもありません。

一九九四年夏のことですが、東京のある医大の教授さんから大変面白い話を聞きました。エレキバンのメーカーに対して、旧厚生省が「科学的根拠を提出して欲しい」といったのだそうです。困ったメーカー側が、その教授さんに泣きついたというわけです。毎日のように、メーカーの専務が教授の研究室へやって来て、「先生、どうですか。何か良い結果が出ましたか？」と聞きに来るのだそうです。

そこで、その教授さんは、毛がないようにされた動物実験専用のヌード・マウスの尾にエレキバンをはりつけて、反対側から温度を測定してみたのだそうです。わずかに温度が上昇する結果を得たので、それを渡したところが喜んで帰っていったという話でした。笑いながら話されましたが、きっと多額の研究費をそのメーカーからもらったのでしょうが、その話を聞いて私たち聞いていた人たちも笑ってしまいました。

温度上昇するのが、何もエレキバンに薬効があるという証拠にはならないはずだからです。マッチの火を近づければ、ヌード・マウスの尾の温度は急上昇するでしょう。そのかわりにやけどをしてしまうでしょう。強い磁場を人体に作用させれば、人体組織が影響を受けるのは当然のことです。何も熱効果だけとは限りません。細胞の中のカルシウム・イオンが変な動きをしているかもしれません。温泉につかって身体を温めるのとは話は違うのです。一時的に反応があったからといってどんな影響が現れるのかは全く不明です。わずか数ミリガウスという電磁波被曝によって白血病や肺ガンやアルツハイマー病が増加するのではないかといわれているというのに、この日本の状況は、本当に漫画的です。この責任はすべからく、先に紹介した旧厚生省の局長通達にあるのですし、電磁波問題を報道しようとしないマスコミにもあるといってよいでしょう。

Ⅵ　電磁波被曝防護の規制は？

これだけ電磁波問題が話題になっているのですから、世界中で厳しい規制が行われているのではないかと思われる方々も多いことだと思います。ところがそうではないのです。送電線や家庭電化製品から出る低周波の電磁波に関して議論され始めたのはつい最近のことだからです。それでも、送電線などからの電磁波影響を防止するための規制値（ガイドラインも含めて）については、多くの国で作成されているのですが、その多くは電場のものです。磁場規制をしている国もありますが、その根拠としているのが「熱効果」や「刺激効果」のみを中心とした世界保健機構（ＷＨＯ）の環境保健基準（ＥＨＣ）69の報告書や国際非電離放射線防護委員会（ＩＣＮＩＲＰ）の一九九八年のガイドラインを取り入れたもので、現在問題となっている高周波被曝における「非熱効果」を含めた電磁波問題を考慮して作成された国レベルの正式の規制値はほんの少数しかないといってよいでしょう。

低周波電場に関する規制値は相当以前から作成されていますが、いずれも送電線直下での電気（感電）ショックなどの直接的障害を根拠に設定されたものですから、とても高い値です。小児白血病と電磁波との関係で、電場影響よりも磁場の方が問題だという比較研究が初めて登場したのは、ニューヨーク送電線プロジェクト研究でのサビッツ博士の論文（一九八七年）です。それ以来、磁場に関する規制が必要ではないかと考えられるようになってきたのですが、国レベルでの対応は極めて遅く、この領域の電磁波規制はスウェーデンのＶＤＴ規制（ＭＰＲ－Ⅱ）が最初だといってよいのですが、その後規制を始めた国もあらわれてきています。

表6-1　自治体・国レベルでの電磁波の規制例（一般人の場合）

国名	周波数（Hz）	電場（kV/m）	磁場（mG）	電力密度（μW/cm²）	コメント
スウェーデン	2～2000	0.025（50cm）	2.5（50cm）	（注1）	MPR-Ⅱ（VDT前面の距離）
	2000～40万	0.0025（50cm）	0.25（50cm）		
スイス	50		10		2000年2月より
	900MHz（～50MHz）			4（2.4*）	*ラジオ・テレビタワーの場合
イタリア	50		2*		*学校の場合（提案中）
	900MHz			10**	**2001年2月より
ドイツ	50		1000		
中国	900MHz			6.6	
ポーランド	900MHz			10	
ザルツブルグ	900MHz			0.0001（注2）	オーストリアの州
アーバイン	60		4		米国カリフォルニア州の市
日本	50/60	3			線下の建物を許可
	900MHz			600	
ロシア	900MHz			2.4	
パリ	900MHz			1	フランス
ブルッセル	900MHz			2.4	

（注1）スウェーデンでは携帯電話のSAR値についてのみ、TCO規制値があり、「10グラム当りで0.8W/kg」である。
（注2）室内で0.0001 μW/cm²、室外で0.001 μW/cm²を2002年に勧告している。

表6-2　米国エネルギー省BPA庁の送電線

送電線電圧	通電開始年	送電電力	送電線の長さ	ROW幅
23万V	1939	200MW	8132km	27～38m
34.5万V	1955	450	917	43
50万V	1967	1500～2500	7030	32～50
直流50万V	1985	3100	425	41

ROW：送電線のための通行権

人間の身体は電気を良く通す導体と考えられ、人間の表面では電流が流れ易いこともあって、体内にある細胞内への外部電場影響は激減するとも考えられるのですが、磁場の方はまったく減衰しないのです。コンクリートでも通り抜けてしまうのですから大変です。それだからこそ、現在大問題になっているというわけです。そして身体の内部に減衰せずに浸透する磁場が、細胞内にあるイオンに働きかけて誘導電流の発生やイオン移動などの引き金になり、そのことによって「非熱効果」といわれる生理的・免疫的・遺伝子的効果（発ガンも含む）を誘発することが懸念されているわけです。

　国レベルの規制値はいずれも電場を中心に考えられているものが多く、米国の州レベルや自治体レベルのものと大きく異なっています。それでも危険性が知られるようになってから「予防原則」思想にもとづく規制を始めた国や自治体が増えてきています。それを表6―1（二四七頁参照）にしました。規制を厳しくすれば人体への影響は少なくなるでしょうが、問題なのはその場合のコスト負担をどうするかということです。米国の試算では二ミリガウスにすると電力会社の負担が二〇兆円も必要となるともいわれていますから大問題です。日本の場合ですと、家の上に送電線や配電線が張りめぐらされているのですから、米国以上の負担となるでしょう。日本の電力会社が倒産する可能性も考えられると思います。

　米国では、送電線下の通行権（Right Of Way：ＲＯＷ）は電力会社が所有することが多く、そのＲＯＷの幅も日本と比べようもないくらい広く取られています。その一例として、米国エネルギー省の所有するボンネヴィル電力庁（BPA庁）の場合を見てみましょう。この電力庁は米国西海岸（シャトル市周辺）の電力供給を行っているのですが、表6―2（二四七頁参照）のように、電圧とともにROW幅が少しずつ広くなっていることがわかります。また、エネルギー省関係の環境アセスメントを調べてみたのですが、ネブラスカ・コロラド間の二三万ボルト送電線ではROW幅が一五〇フィート（四五メートル、送電線中央からでは二二・五メートル）となっていました。

日本の送電線では送電線に張られている線下から両端に三メートル延長分の幅しか補償しないのに比べると大きな相違だということがおわかりいただけるでしょう。日本では鉄塔のみが電力会社の敷地であり、他の多くは私有地の上空を安く借用しているのです。その理由をいろいろと調べたのですが、大正一〇年に丸善から出版された『特別高圧送電線路ノ研究』（太刀川平治著）を読んでわかりました。太刀川博士は東京電力（当時は「東京電灯」）の大物研究者で、「送電線の父」とも呼ばれる人ですが、その本の中で表6―3（二五一頁参照）のように記述していたからです。米国のケースも知っていることが書かれていますし、日本でも電力会社が買っている場合もありますが、全体のほんのわずかです。もちろん補償をしていない場所も多く、電磁波問題が話題になりつつあることから、補償契約をしていない土地に対して持ち主に永久借地権の契約を急いでいます。住宅地では数百万円の一時金を支払う例が多いようです。

一九九五年三月一八日のテレビ朝日「ザ・スクープ」が「送電線と白血病の関係」を特集し

たのですが、関西で放映されなかったのは（放映は翌朝三時すぎだった）、未契約地の多い電力会社の筆頭が関西電力だからだという話が私の所に入ってきています。大スポンサーである関西電力が、大阪朝日放送に圧力をかけているらしいという話を聞いていた私も「なるほど」と納得したことです。テレビ会社側の自主規制なのかもしれませんが。

五〇／六〇サイクルのいわゆる商用電磁波に対する国レベルの規制値を調べていた時のことです。各国の規制値一覧表を見つけたのですが、それを読んでいて笑ってしまいました。末欄の日本の規制値（一九七六年通産省令）に対するコメントとして「送電線直下でも直接建物を造ることが認められている」と書かれていたからです。調査した米国の研究者もきっと驚いてコメントに書き加えたのではないでしょうか？

◉オーストラリア

オーストラリアの国レベルでの規制は一九八九年に行われ、電場については一般人五kV／m以下、職業人では一〇kV／m以下で、磁場については一般人一〇〇〇ミリガウス、職業人では五〇〇〇ミリガウス以下となっています。これらの値は連続被曝している場合の値で、条件に応じて緩められていて、短時間であれば一般人で一万ミリガウス、職業人で二五万ミリガウスとなっています。

表6-3 『特別高圧線路の研究』の一節

第二節　用地ノ買収
送電線路ノ用地ノ広狭、並ニ使用方法等ヲ如何ニ決定スベキヤハ又閑却スベカラザル問題ノ一ナリ。送電線路保守上ノ安固ヲ確定スルガ為メ米国辺ニ於テハ多クハ送電線路ノ総延長ニ渉リ架線下相当ノ区域ヲ画シテ地上権（Right of Way）ヲ設定スルヲ常トスレド、我邦ノ如キ荒蕪地少ク従ツテ土地ノ価格不廉ニシテ且地上物件ノ関係極メテ繁雑ナル地方ニ於テハ如斯大規模且ツ徹底的ナル権利ヲ保有スルコトハ経済上又ハ事実上許シ難キ所ナリ。故ニ我電線路ニ於テハ其架線下ノ地域ニ対シテハ単ニ電気事業法ノ定ムル保護ニノミ依頼スルニ止メ、鉄塔敷地ノミヲ送電線路用地トナスコトニ決定セリ。而シテ此等ノ用地ヲ一時ニ買収スベキヤ又借地トスベキヤハ又考究ヲ要スル問題ナリ。勿論土地ノ価格並ニ借地料ガ永久不変ノモノトセバ年々ノ借地料ヲ重利法ニ依リテ蓄積シタルモノト買収価格トヲ比較シテ廉価ノ方ニ従フベキハ云フ迄モナキコトナルガ実際ニ於テハ地価及借地料ノ変動ハ決シテ予断シ能ハズ。又将来不測ノ地上関係発生スルノ虞アルガ故ニナルベク買収方針ヲ採ルヲ安全トス。多クノ場合ニ於（後略）

オーストラリアでは二つの州が独自規制を一九七六年に開始していて、その値は連続被曝では二一〇kV／mで、いまなお継続規制しています。その州はニュー・サウス・ウェールス州とビクトリア州ですが、五〇万ボルト送電線建設に関連して作られた規制のようです。その根拠にはソ連の報告書をも考慮したとのことです。

高周波の規制値は九〇〇メガヘルツで二〇〇μW／㎠ですが、高すぎるとして、フォローニゲン議会は、なんと〇・〇〇一μW／㎠の提案をしていますし、ウロンゴン市はその値に決めているとのことです。自然の強度の一〇〇倍以内に押さえるべきとの考えのようです。

◉イタリア

イタリアには電磁波規制はなかったのですが、ルッフォ環境大臣とデロレンゾ厚生大臣の勧告を受けて一九九二年四月にアンドレオッチ首相が政令を発表しました。米国・イタリア合同UHV計画で検討を重ねていた結果もあって、米国の基準を参考にして決定されているのですが、同時にROW幅の距離規制も行っています。今後建設される送電線や変電所はもちろんのこと、現在あるものにも適応されるもので、施設からの距離は、

一三・二万ボルト送電線と変電所　一〇メートル

二二・〇万ボルト送電線と変電所　一八メートル

三八・〇万ボルト送電線と変電所　　　二八メートル
となっています。
また科学技術委員会は三八万ボルト以上の送電線と変電所に関しての規制案を考慮中だとのことです。
二〇〇一年二月から、九〇〇メガヘルツについては一〇μW／cm²の規制が開始され、五〇ヘルツについても、学校などでは二ミリガウス、一般でも五ミリガウスの提案が政府レベルで行われています。今後どのようになるかが注目されています。

◉スイス

ミレニアムの年である二〇〇〇年二月に、欧州委員会は「今後の環境問題に対しては予防原則を適応する」ことを決定しました。地球温暖化問題や狂牛病などに直面していたからでもありますが、電磁波問題もその思想を後押しする大きな要因でした。その決定に、まず対応したのがスイスでした。二〇〇〇年二月一日から、「予防原則」思想に忠実な「電磁波規制値」を実施することにしたのです。
送電線・配電線・鉄道電線などの低周波の磁場　一〇ミリガウス
携帯電話タワーからの高周波の電場強度　　　四・〇ボルト／メーター

高周波の電力密度は　四・二マイクロワット／平方センチメーターに相当します。現在の所では、東欧圏とスイスが同レベルの基準値を決定していることになります。

◉スウェーデン

スウェーデンではすでにVDTに関するMPR—Ⅱ規制があります。より厳しいTCO規制は労働組合協会（TCO）のものなので、表6—1（二四七頁参照）には示されていませんが、更に厳しい内容になっています。五〜二〇〇〇サイクルの極超低周波については、VDT前面三〇センチメートルで二ミリガウス以下ですし、電場は前面三〇センチメートルで一〇V／mの規制になっています。電磁波過敏症を国として認知しているのはスウェーデンだけです。VDTに関しても、過敏症用の特別仕様のVDTを設置している企業が多いとのことです。

送電線に関しては、一九九二年秋のカロリンスカ報告とブルデリュース報告に基づき、産業技術開発国家評議会（NUTEK）が送電線近くの福祉施設の調査を開始し対策を立てています。また一九九四年一月から二、五、一〇ミリガウスの三種類の規制案を提出しましたが、他官庁や産業界の反対が強く、また世界各国との足なみをそろえるべきだとの意見もあり、不成立となっています。しかし、「厳しく規制すべきだ」との国民の要望も強いことから、世界保健機関（WHO）での「環境保健基準」作成を中心になって呼びかけた結果、一九九六年から、世界保

ＷＨＯの環境保健基準作りがスタートしたわけです。小学校や幼稚園などに関してはすでに二～三ミリガウスを目安に鉄塔撤去や施設移転などが一九九三年から行われ始めています。また住宅密集地近くの送電線も撤去されています。高圧送電線から二四〇メートル以内での家の建築は認められていないとのことです。

家電製品の低減化も着々と進んでいます。高周波に関する規制がまだ決められていないのは、ＷＨＯの環境保健基準を待っているためのようです。

◉イギリス

一九八八年一一月、英国・放射線防護評議会（ＮＲＰＢ）が電場の規制値を一〇kV／ｍと発表しました。また九〇〇メガヘルツでも三三〇〇μW／㎠と高い値を一九九三年に設定しています。この根拠としては熱効果と電気ショック現象のみで決められているため、規制値が緩すぎるとして反発を受け、二〇〇〇年に六〇〇μW／㎠に低くしました。

低周波については、一九九二年にＮＲＰＢは電磁波問題に関する報告書を発表し、「人体への影響」に懐疑的な態度を示していたのですが、一九九三年のノルディック報告以来、今までの見解を変更し電磁波影響についての研究を促進しています。二〇〇一年に、議会へ勧告する同評議会が「四ミリガウス以上の被曝で小児白血病が二倍に増加する」とのドール報告書を発表しています。

電磁波問題に関する国民の関心が高く、二〇〇一年のスチュワート報告では「一六歳以下の子どもに携帯電話を使用させせないように」との委員長の勧告があり、世界中で話題になりました。またその五年後の二〇〇六年一月には、「子どもの携帯電話使用の禁止」の勧告を、英国放射線防護局の局長となったスチュワート博士がしています。二〇〇五年に、送電線周辺での疫学研究結果（ドラッパー論文）が発表され、送電線周辺での小児白血病の増加を認めたことから、送電線から七〇メートル以内での家の建設を認めないような政策が行われる可能性が高まっています。電磁波過敏症の存在も認める方向のようで、世界各国からの関心が集まっています。

◉旧ソ連など

旧ソ連では一九七五年から職業人を対象とした電場規制が行われていて、当初は四〇万ボルト以上の送電線や変電所が対象でした。一日に五分間であれば二五kV／m以下、三時間であれば一〇kV／m以下でも許可されますが、時間制限がない場合は五kV／m以下というものでした。同時に一般人に対する規制案も計画されましたが承認されませんでした。ソ連の超高圧送電線の場合、隔離距離として一〇〇メートルが必要だとされているようです。またチェコスロバキア（一九七九年）とポーランド（一九八〇年）にもソ連と類似の送電線規制が作成されています。

高周波に関しては、以前から世界でも最も厳しいのがこれらの東欧の国々でした。一九七〇年代には、米国の約一〇〇〇分の一の約一μW／㎠という厳しい基準値だということが西側に伝わって話題になりました。その後は少し緩くなりましたが、ロシアは二・四μW／㎠です。日本と同じ年の同じ月（一九九九年一〇月）に施行した中国の基準値は六・六μW／㎠でした。一般に東欧圏は厳しい値になっています。モスクワ市は一μW／㎠です。

◉アメリカ

米国では国家電気安全規則（ＮＥＳＣ）によって「送電線下の誘導電流が地上で五ミリアンペア以下とする」ことが決められており、多くの州ではこの値によって電場規制を行っています。そのレベルは九kV／m程度と考えられますが、その値が米国の電場規制値というわけではありません。例えばＢＰＡの送電線直下は九kV／mですが高速道路や送電線敷地端では五kV／m（これは二ミリアンペアに相当）にしています。ショッピング・センターなどの駐車場では三・五kV／m（一ミリアンペアに相当）、さらに会社などの駐車場では二・五kV／m以下になるように規制しています。このようにされているのは、会社の駐車場には大型の車がある場合が多いからのようです。そんな所では、運転手が誘導電流で車に触れたときに誘導電流によってショックを受けるからです。ショッピング・センターなどは乗用車が多いことから規制が緩くされているというわけです。もちろん日本のように住宅の上を送電線が通るようなことはしていません。

磁場に関しては、一九九一年に米国技術機構（米国規格協会・電気電子研究所・米国工業衛生学会）の作成したものがあり、職業人で一万ミリガウスとなっています。米国では自治体が四ミリガウスという独自規制するところが増えています。表6―4（二五九頁参照）に米国の州レベルの規制値を示しました。また電磁波問題が国民にとって「もっとも関心の高い健康問題」になっていることもあって、政府も放置するわけにいかず、一九九二年にはエネルギー政策法によって六五億円の予算を計上し、一九九七年九月を目標に「ＲＡＰＩＤ」という電磁波研究プロジェクトを行いました。この最終結果は二〇〇〇年末に議会と大統領に「危険な可能性あり」として提出されましたが、具体的な政策にはなっていません。ＷＨＯの環境保健基準の結果によっては、新しい規制値が「非熱効果」を考慮した上で登場する可能性が高いのではないでしょうか。

一九九五年七月に、ＥＰＡの委託による米国放射線防護委員会（ＮＣＲＰ）の小委員会の報告書素案（ドラフト）が明らかになりました（八三頁の［コラム7］参照）。その内容は「最終的には二ミリガウスの規制を行うべきだ」との内容になっています。米国もスウェーデンと足並みを

表6-4　米国の送電線規制値

州レベル規制値

州名	送電線・電圧	直下	ROW端など
フロリダ	＜23万V 50万V	18kV/m 10kV/m	2kV/m 2kV/m
ミネソタ	—	8kV/m	—
モンタナ	— ＜23万V 50万V（単） 50万V（複）	7kV/m — — —	1kV/m 150mG 200mG 250mG
ニュージャージー	—	—	3kV/m
ニューヨーク	—	11.8kV/m	1.6kV/m
ノース・ダコタ	—	9kV/m	—
オレゴン	—	9kV/m	—

（参考）

カリフォルニア 教育庁	5～13.3万V/m 22～23万V/m 50～55万V/m		100フィート 150フィート 350フィート
カリフォルニア アーバイン市			4mG
フロリダ タルフォン・カサリン送電線	＜500MW	 8.94kV/m	35mG、100フィート 1.56kV/m
フロリダ 環境庁	＜500MW ＜500MW ＞500MW ＞500MW ＜23万V 50万V（単） 50万V（複）	 8.80kV/m 8.80kV/m 8kV/m 10kV/m 10kV/m	24mG、190フィート 1.90kV/m 154mG、190フィート 1.90kV/m 3kV/m、150フィート 2kV/m、200フィート 2kV/m、200フィート
モンタナ 資源保全局	＞6.9万V		1kV/m
ニューヨーク 公共サービス局	34.5万V		200mG、1.6kV/m
テネシー ブレンドウッド市	＞12万V		4mG
テネシー TVA			学校・病院 1200フィート 他 300フィート

そろえる可能性があります。この報告書はドラフトでとどまっており正式なものにはなっていませんが、そのような報告書が提出されたということの意味は大変大きなものがあります。

携帯タワーについても民家から「一五〇メートル離す」という条件を決めたり、タワー建設を認めない町もあります。

◉日本

低周波に関する日本の規制は一九七六年に作成された三kV／mのみです。日本の規制値は「傘をさして送電線下に立った場合に感ずる電気ショックを考慮して」決められたそうです。根拠になったのは東京電力の高木博士の論文（一九七一年）なのですが、その論文には三kV／m以下でも電気ショックを感ずると書かれています。気象条件、自動車に触れた場合、フェンスや栽培ハウスがあった場合、プールがある場合などでチリチリした電気ショックを受けることは十分考えられるのですが、電力会社や通産省は認めようとはしていません。

それどころか一九九四年一二月付けの通産省・資源エネルギー庁「電磁界影響調査検討会」の報告書には「現時点において、居住環境で生ずる商用周波磁界により、人の健康に有害な影響があるという証拠は認められない。また、居住環境における磁界の強さは、世界保健機構（WHO）の環境保護基準などに示された見解に比べ十分低い」と書かれていて、それを一九九

図 6-1 「携帯電話」の研究論文の増加
Mobile Phone（携帯電話）での論文検索件数

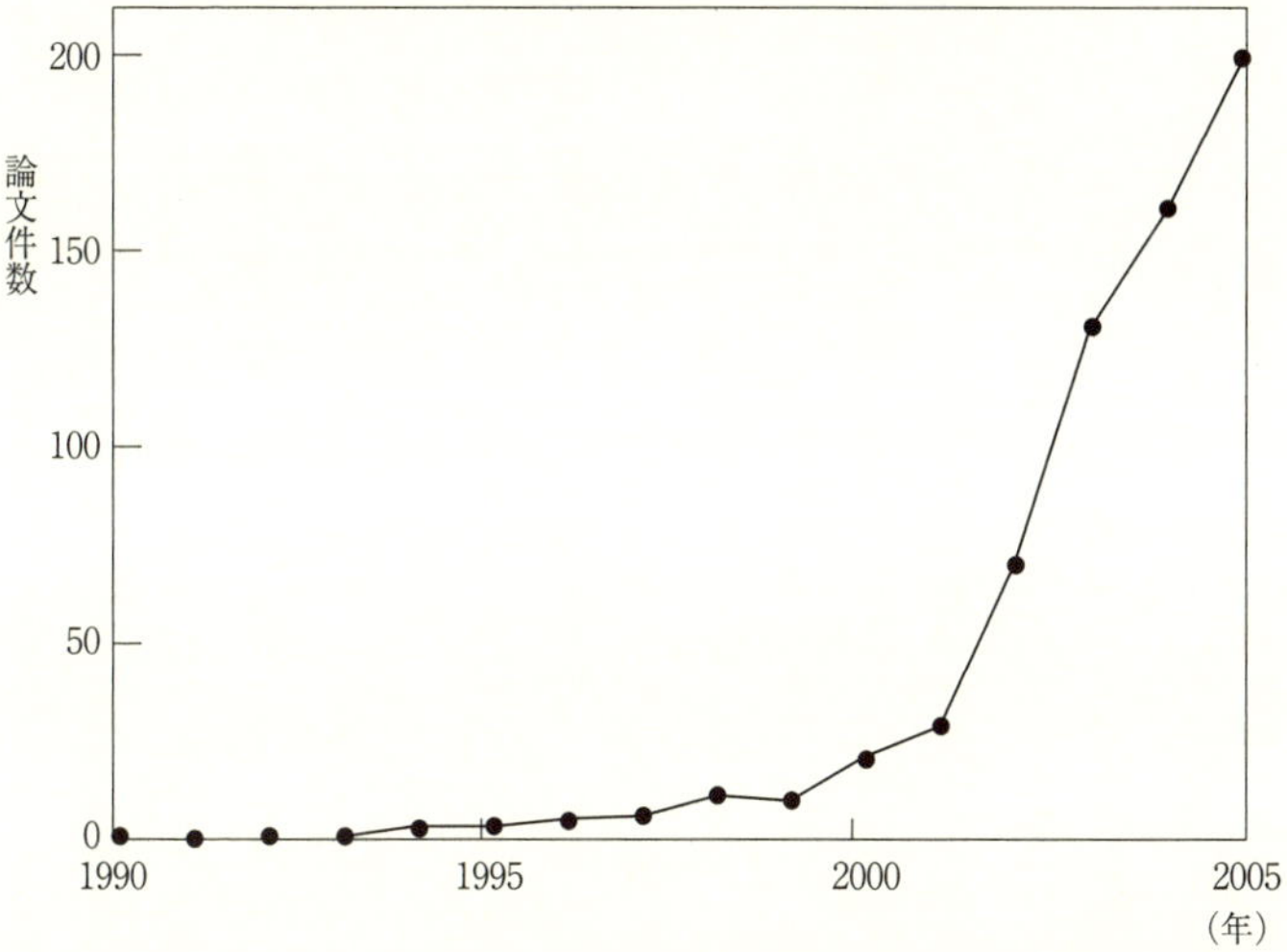

PUB 使用、2006 年 1 月 4 日検索（総数：651 件）

五年一月に発表しました。同時に一九九三年より八年間にわたり二〇億円の費用を日本の電力中央研究所に委託して研究をしてもらっていることをも発表しました。それを受けて各電力会社は今までの主張であるＷＨＯの五万ミリガウスの「基準値」が認知されたと大喜びしているようです。ただし関西電力のみは一九九五年からは「ＷＨＯの基準値は五〇〇〇ミリガウス」と変更して住民に説明してます。ＷＨＯの基準値など、どこにも書かれていないのですから、電力会社が好きなように利用しているというわけです。一九九五年三月一八日に放映された「ザ・スクープ」（テレビ朝日）でもＷＨＯの責任者が「ＷＨＯの基準値はありません」

「住宅密集地に電力施設を建設するのはよくありません」といったコメントをしていました。

最近では、「オール電化」路線を通商産業省の協力下で電力会社やメーカーが必死になって推進しているのですが、その場合には国際非電離放射線防護委員会（ICNIRP）のガイドライン（一九九八年作成）である五〇サイクルで一〇〇〇ミリガウス、六〇サイクルで八三三ミリガウス、三万サイクルで六一・五ミリガウスを引用しているようです。

二〇〇七年夏以降には、ICNIRPが新しい緩いガイドラインを発表するでしょうから、日本はそのガイドラインを利用して、早急に法的規制値にするものと思われます。その結果、西欧や北欧諸国と日本との間の規制値に大きな差が生ずることになるでしょう。

高周波については、一九九九年一〇月から緩い規制値が決められたところです。九〇〇メガヘルツで六〇〇μW／cm²ですから、ICNIRPの一九九八年のガイドライン値である上限値四五〇μW／cm²よりも更に高い値です。この規制値は、一九九〇年の審議会報告を根拠に決定されたものですから、危険性を示す最新の研究は全くといっても良いほど反映されていません。その証拠に一つの図を示しておきます。この図6―1（二六一頁参照）は世界最大の医学分野の検索ツールである「PUBMED」に、「Mobile Phone」つまり「携帯電話」をキーワードに入れて調べたものです。そのキーワードでの医学分野の研究論文が最近になるほど急上昇していることがわかります。日本の法律は「携帯電話」の電磁波での研究がほとんどなかった時に、急いで作成された古い基準値であることを、この図は示しています。

◉ドイツ

ドイツには以前から磁場の規制があり、職業人のみで五万ミリガウスでした。通産省・資源エネルギー庁の報告書（一九九五年一月発表）には、職業人・一般人ともに「一九八九年に規制値が作成され電場で二〇・七kV／m、磁場で五万ミリガウス」と書かれていますが、誤りです。一九八九年の規制値は「職業人で一日に七時間被曝」のものです。その後、一般人に対する規制をめぐって、大論争が起き一九九八年にＩＣＮＩＲＰのガイドラインに従って、一〇〇〇ミリガウスに決定しました。この値であれば一般人の被曝は一〇〇ミリガウス以下になるとの理由でした。高周波に関してはまだ決定していないようです。ＷＨＯとＩＣＮＩＲＰの報告を待っているのでしょう。

◉その他

表６―１（二四七頁参照）に載っていない国で日本よりも規制が厳しい国にインドがあります。インドでは現在七六・五万ボルトの送電線網を建設中ですが、送電線から四五メートル以内には家の建設を認めていないとのことです。日本は現在各地で一〇〇万ボルト送電線網の建

設を急いでいますが、平気で家の近くを通過しようとしているのと大きな相違です。

以上のように各国の規制状況はのきなみ高い値です。その根拠を調べてみましたが、いずれの国も「熱効果」「電気ショック」のみを根拠に挙げており、本書で紹介しているような「非熱効果」などや長期影響を重視した規制を行っている国はスウェーデンのVDT規制やスイスなどでした。電磁波問題の拡大を恐れて、急いで規制を作成したとしか思えない国すらありました。フランスの規制は全く分からなかったのですが、一九九三年四月リヨン市の住民訴訟で「高圧送電線は沿線住民に有害な可能性がある」として「八系統の送電線建設に中止命令」、さらに九月にはロレーヌ地方の四〇万ボルト送電線認可の取消訴訟で住民が勝訴しています。リヨン市では二〇世帯が電力庁の費用で移転し、電磁波問題が広く話題になっているようです。「非熱効果」や長期影響を少しでも考慮しようという動きはスウェーデン以外では、米国のいくつかの州などの自治体のみです。米国では送電線の認可は州政府が決定しますので、送電線に対する住民の不安や訴訟に対応して州などの自治体が独自の規制を始めているところが出てきています。その中でもっとも有名なのがロスアンゼルス郊外のアーバイン市の「四ミリガウス規制」ですが、同じ四ミリガウス規制を行っている市にはテネシー州のブレンドウッド市もあります。

これらの州レベルの規制値は表6―4（二五九頁参照）に示してあります。ＴＶＡとあるのは、ルーズベルト大統領のニュー・ディール政策（一九三三年）で有名なテネシー渓谷開発公社のことなのですが、エネルギー省公営電力会社でもあります。ＴＶＡは、一九九四年三月から、学校・病院近くでは一二〇〇フィート以上離して送電線を建設すると決めています。他の建物からも三〇〇フィート離して建設するということも決定しています。いずれにしても、日本との相違に驚きます。このような規制が欧米ではますます厳しくなることでしょう。

［コラム16］米国物理学会声明の問題点

一九九五年五月末、日本の新聞が「米物理学会が電磁波影響なしの声明を発表した」と報じました。五月中旬の『ニューヨーク・タイムズ』の報道を紹介したものです。この声明は物理学会の「社会に関連する委員会」が四月二二日に決定したものなのですが、全員一致であったとのことです。今、米国では電磁波規制をめぐって、各界で大論争が行われています。物理学会としても、何らかの態度表明が必要だと判断したのだそうです。

米国物理学会の声明なのだから、「正しい」と思われる人もいるでしょう。ところが内容を読んで驚きました。「送電線の下などに住んでいる人は少ない」のだから、「もし影響があったとしても、わずかであって、巨額の社会的コストをかける必要がない」というものなのです。その根拠となったハフェマイスター博士の論文も読んでみたのですが、「電磁波とガン」の関係を研究している生物電気学者たちの論文は全くといってよいほど調べていないのです。「政治的な声明だ」として、批判を受けてます。

おわりに

日本でも、ようやく電磁波の恐ろしさが話題になり始めました。以前から電磁波問題を取り上げて来た私にとって、苦労が少しずつむくわれているような気持ちにはなっているのですが、それでも欧米（特にスウェーデンやスイス）に比べると、この日本の関心は大変低いように思っています。

「電磁波って何ですか」とよく聞かれます。「送電線や家庭の電気製品から漏洩してくる放射線の仲間ですよ」というと、ビックリされます。電気なしでは暮らせなくなっている私たちですから、その電気が身体に悪いなんて予想もしていなかったから当然でしょう。

欧米では二〇年以上前から話題になっていたことなのですが、スウェーデンなどが具体的に対策を取り始めてからでも一五年ほどしかたっていないのですから、知られていないのがあたり前かもしれません。米国の消費者にとって一番関心の高い「健康問題」の一つが、この電磁波問題なのです。欧米の新聞・雑誌などには、ここ数年、たくさんの記事が現れていますが、この日本ではほとんど報道されませんでしたし、逆に大新聞などは「心配ない」との宣伝に加担しているといった方がよいほどです。「産・官・学・マスコミ」の連合が、消費者に知らせ

電磁波に過敏な人の推定割合

測定年	電磁波に過敏（%）	国名、報告年
1985	0.06	スウェーデン　1991（0.025—0.125%）
1994	0.63	スウェーデン　1995
1995	1.50	オーストリア　1995
1996	1.50	スウェーデン　1998
1997	2.00	オーストリア　1998
1997	1.50	スウェーデン　1999
1998	3.20	カリフォルニア（米）　2002
1999	3.10	スウェーデン　2001
2000	3.20	スウェーデン　2003
2001	6.00	ドイツ　2002
2002	13.30	オーストリア　2003（7.6—19%）
2003	8.00	ドイツ　2003
2003	9.00	スウェーデン　2004
2003	5.00	シュワルツ地方　2005
2003	5.00	アイルランド　2005
2004	11.00	イギリス　2004
2004	9.00	ドイツ　2005
2017	50.00	推定50%

ハルベルク（スウェーデン）論文（2006年）

ようとしない状態がつづいていたというわけです。

ケネディ大統領が教書で発表した有名な「**消費者の権利憲章**」を御存知でしょうか？

「**安全である権利**」
「**知らされる権利**」
「**選択できる権利**」
「**意見を反映される権利**」

の四つの権利を消費者は持っているという内容です。その後、消費者保護法に取り入れられました。電磁波問題を考えるたびに、日本の消費者にはこの四つの内の一つといえども持っていないことに暗い気持ちになります。

一〇年ほど前ですと、電気屋さん

へ行って、「電磁波対策された電気毛布はありますか?」と店員さんに聞いても、「電磁波って何ですか?」と聞き返されたことでしょう。その頃ですと、商品を買うのは、私たち消費者だというのに、電磁波対策をされた電気製品を購入することすらできなかったのです。米国やスウェーデンでは一九九〇年頃から、そんな製品がたくさん売り出されているというのに……。「消費者の健康を守らない」ような状況が、この日本では続いていたのですが、最近では少しずつ「電磁波低減」された電気製品が出回っています。電気毛布やヘアドライヤーなどですが、数も少なくスウェーデンなどとは大きな相違です。

確かに、電磁波の健康への悪影響が完全に確定したわけではありません。国レベルでいえば、「影響あり」と判断したといってよい国は、今のところスウェーデンのみです。しかし、欧米では、「危険な可能性が高いのなら慎重に回避しようではないか」という「慎重なる回避思想」「予防原則思想」が広がっています。電磁波測定器も二〇種類以上も売り出されています。「それに比べて、この日本では……」とグチをいうことは、もう止めにしましょう。私たち一人ひとりが、「産・官・学・マスコミ」の連合に対抗して、自分たちで学び考え行動することしか残されていないからです。

新春になれば、家具屋の店頭には、新一年生用の机が並びます。頭の上には螢光灯が付けたままになっています。頭との間は、一〇センチほどしかありません。その机を見るたびに私は怒りを通りこして、泣きたい気持ちにさせられます。電車の窓から見ると、送電線の下に人家

電磁波に過敏だと考える人の割合

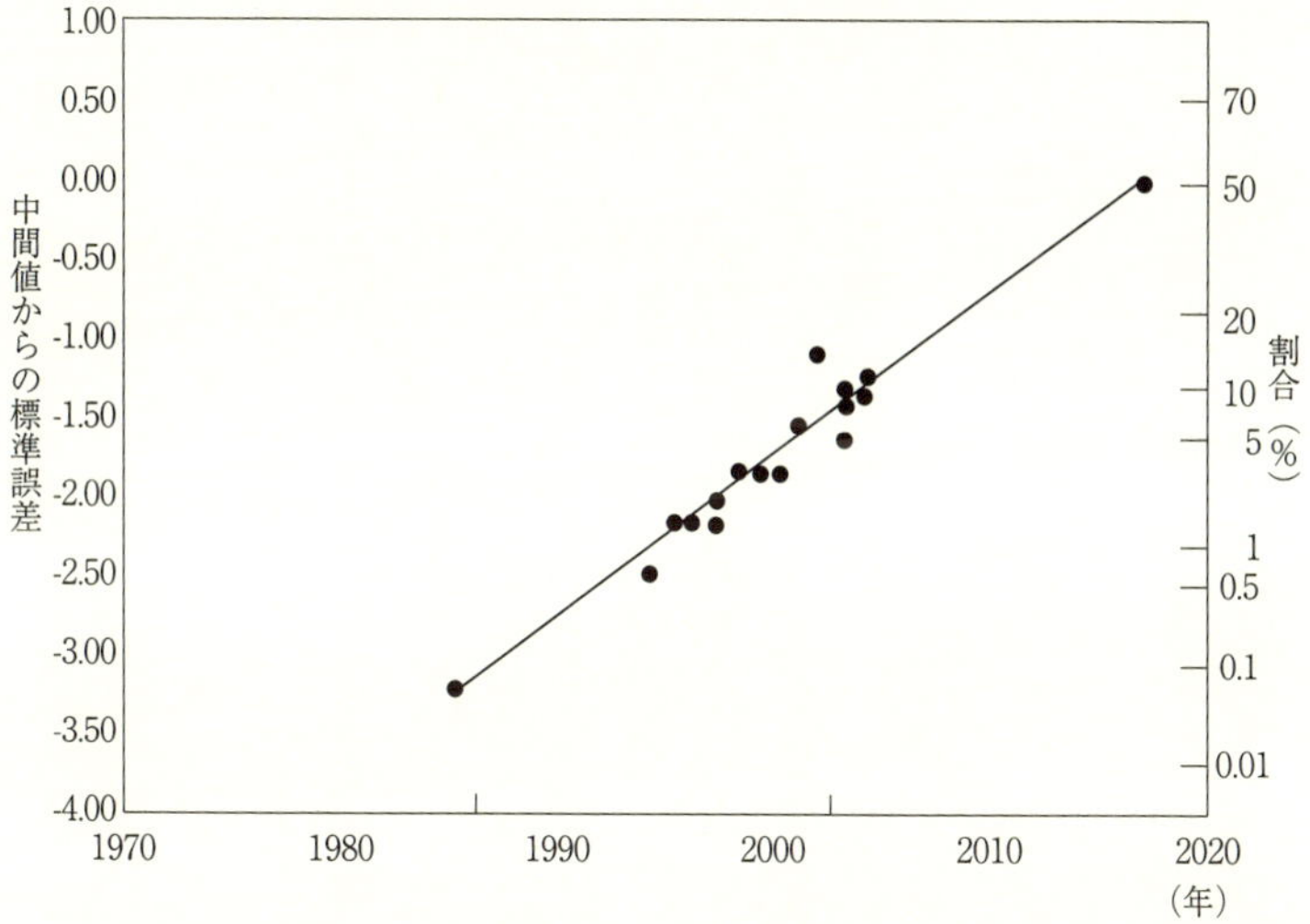

が密集しています。「もう少し離して建設すればよいのに」といつも思っています。「知らないのが幸せなのだ」と私たちは教育を受けて来たのでしょうか。戦前とは違うのですが、電磁波問題に限っていえば、まさに戦前の挙国一致体制そのものです。

私が、電磁波の危険性を最初に話したのは、一九七五年頃ですから、実に三〇年以上も前のことです。一九七九年には、ワシントンでワルトハイマー論文（配電線と小児ガンとの関係を最初に指摘した論文）のことを初めて知りました。そんな経過もあって、長い間、この問題に関心を寄せていたのです。欧米の研究を知っていた私には、この日本の状況が本当に信じられなかったのです。私の心配はつのるばかりでした。「影響なしであって欲しい」と思いつづけていた私ですが、「もうガマンできない」「なんとかして電磁波問題を広げねばならない」という思いで、行動を開始したのです。二〇年ほど前のことでした。

二〇〇六年の末になって、一つの論文を入手しました。電磁波過敏症の割合が最初に報告されたのは、スウェーデンの一九九一年の報告なのですが、それ以来、現在までに一七件の報告があり、それを図示してみると、きれいな線状に増加しているというのです。スウェーデンのハルベルク論文なのですが、その論文を示しておきます。この調子で増加して行くとすると、二〇一七年には、なんと五〇%、つまり半数の人が「電磁波過敏症」になる可能性があるとの指摘論文でした。その図を複雑な思いで私は見つめたことでした。「誤まりであって欲しい」とすら思ったことです。

ようやく、一般の人たちも話題にしてくれるようになっていますが、まだまだ少数です。欧米のように運動が広がることを念じながら、この本を書きました。少しでもお役に立てることを祈っています。

荻野晃也

二〇〇七年四月

追記　二〇〇九年二月に一部訂正、加筆しました。

主な参考文献（英文の雑誌・本・論文や、専門論文などは省略）

(1) 荻野晃也『進歩と政革』一九九三年一一・六月号、一九九四年八月号論文（進歩と改革研究会）
(2) 荻野晃也『月刊むすぶ』一九九四年四月号論文（ロシナンテ社）
(3) 荻野晃也『技術と人間』一九九四年一／二～一九九五年一二月号論文
(4) 荻野晃也『ガンと電磁波』（技術と人間）
(5) 山中高吉『高圧送電線の電磁波災害は野放しでいいのか』（農民ネットワーク：全日農京都府連）
(6) 『ガウス通信』（高圧線問題全国ネットワーク）
(7) 『超高圧線と電磁波公害』（高圧線・山陰ネットワーク編）
(8) 『電磁波研会報』（電磁波問題市民研究会）
(9) 船瀬俊介『あぶない電磁波！』（三一新書）
(10) 山崎智嘉『電磁波がわかる本』（三笠書房）
(11) 小山寿『電磁波の正体と恐怖』（河出夢新書）
(12) ベッカー（船瀬俊介訳）『クロス・カレント』（新森書房）
(13) 天笠啓祐『電磁波はなぜ恐いか』（緑風出版）
(14) 吉永良正『電磁波が危ない』（カッパ・サイエンス：光文社）
(15) 徳丸仁『電波は危なくないか』（ブルーバックス：講談社）

(16) 徳丸仁『電波に強くなる』(ブルーバックス：講談社)
(17) 後藤尚久『電磁波とはなにか』(ブルーバックス：講談社)
(18) 前田担『生物は磁気を感じるか』(ブルーバックス：講談社)
(19) 中村弘『磁石のナゾを解く』(ブルーバックス：講談社)
(20) 藤田幸雄『二〇二〇年電力九社崩壊の日』(イーストプレス)
(21) 大形郁夫『電磁波汚染』(現代書林)
(22) 浜田至宇『マインドコントロールの拡張』(第三書館)
(23) 大森豊明・編『電磁気と生体』(日刊工業新聞社)
(24) 松岡理『電磁場の健康影響』(日刊工業新聞社)
(25) 志賀健他『磁場の生体への影響』(てらぺいあ)
(26) 高橋不二雄『磁気と生物』(学会出版センター)
(27) 日本環境協会『電磁環境の安全性に関する調査研究』
(28) 通産省資源エネルギー庁『電磁界影響に関する調査検討報告書』
(29) 天笠啓祐『電磁波』(現代書館)
(30) 天笠啓祐『電磁波汚染』(日本実業出版社)
(31) 中川恭一『磁気と人間』(サン・エンタープライズ)
(32) ライタ－(服部淳彦・監修)『奇跡のホルモン・メラトニン』(講談社)
(33) 松岡剛『電磁波のナゾを解く』(同文書院)
(34) シヤリス(田中靖夫・訳)『脱電脳生活』(工作舎)
(35) 中原英臣・他『いま電磁波が危ない』(サンロード出版)

(36)平澤正夫『電磁波安全論にだまされるな』(洋泉社)
(37)汐見文隆『低周波公害のはなし』(晩聲社)
(38)天笠啓祐『電磁波の恐怖』(晩聲社)
(39)高圧線問題全国ネットワーク・編『高圧線と電磁波公害』(緑風出版)
(40)電気学会『電磁界の生体効果と計測』(コロナ社)
(41)征木翔『携帯電話が危ない!!』(KKベストセラーズ)
(42)日本消費者連盟『安全な暮らし方事典』(緑風出版)
(43)荻野晃也『携帯電話は安全か?』(日本消費者連盟)
(44)荻野晃也・他『ケータイ天国・電磁波地獄』(週刊金曜日)
(45)ブローダー(半谷尚子・訳、荻野晃也・監修)『死の電流』(緑風出版)
(46)船瀬俊介『電磁波被曝』(双葉社)
(47)船瀬俊介『あぶない電磁波』(三一書房)
(48)船瀬俊介『やっぱりあぶないIH調理器』(三五館)
(49)懸樋哲夫『検証IH調理器と電磁波被害』(三五館)
(50)汐見文隆『隠された健康障害』(かもがわ出版)
(51)森昭雄『ゲーム脳の恐怖』(NHK出版)
(52)吉本猛夫『生体と電磁波』(CQ出版社)
(53)宮越順二・編『電磁場生命科学』(京都大学学術出版会)
(54)電気学会『電磁界の生体影響に関する現状評価と今後の課題』(電気学会)
(55)安保撤『体温免疫力』(ナツメ社)

(56) 植田武智『あぶない電磁波から身を守る本』（コモンズ）
(57) 土田直樹『オールアース時代がやってくる』（ホノカ社）
(58) 大久保貞利『電磁波過敏症』（緑風出版）
(59) 大久保貞利『誰でもわかる電磁波問題』（緑風出版）
(60) 電磁波市民問題研究会『暮らしの中の電磁波測定』（緑風出版）
(61) シャリタ『電磁波汚染と健康』（緑風出版）
(62) 加藤やすこ『電磁波・化学物質過敏症対策』（緑風出版）
(63) チェリー『携帯電話タワー周辺に及ぼす電磁波の健康影響』（中継塔問題を考える九州ネットワーク）
(64) 懸樋哲夫『検証ＩＨ調理器と電磁波被害』（三五館）
(65) 荻野晃也『あぶない携帯電話』（緑風出版）
(66)『暮らしの手帖』二〇〇三年二号、三号
(67)『建築ジャーナル』二〇〇五年六月号、二〇〇六年八月号
(68)『読売新聞』二〇〇六年一一月七日～一一日
(69) 金澤治『デジタル家電が子どもの脳を破壊する』（講談社新書）
(70) 植田武智『しのびよる電磁波汚染』（コモンズ）
(71) 植田武智『ＩＨ調理器を買う前に必ず読む本』（近代映画社）

[編者略歴]

荻野晃也（おぎの　こうや）

1940年富山県生まれ。元京都大学工学部講師。理学博士。原子核物理、原子核工学、放射線計測学などを専門とする一方で、原子力、核問題、環境問題などにも物理学者としてかかわっている。また、伊方原発訴訟では住民の特別弁護人となり、1977年には地震活断層原因説による中央構造線の危険性を証言し、断層結果説の国側と対立するなど、住民・市民側に立つ科学者であることを心がけている。現在は「電磁波環境研究所」を主宰。主な著書（共著を含む）『狭山事件と科学』（社会思想社）、『原発の安全上の欠陥』（第三書館）、『昭和天皇新聞記事集成』（第三書館）、『ガンと電磁波』（技術と人間）、『ケイタイ天国・電磁波地獄』（週刊金曜日）、『携帯電話は安全か？』（日本消費者連盟）、『危ない携帯電話』（緑風出版）、監訳書に『死の電流』、『電力線電磁場被曝』、『電磁波汚染と健康』（いずれも緑風出版）など。

健康《けんこう》を脅《おびや》かす電磁波《でんじは》

2007年5月10日　初版第1刷発行
2009年4月25日　初版第2刷発行

定価1800円＋税

著　者　荻野晃也 ©
発行者　高須次郎
発行所　緑風出版
〒113-0033　東京都文京区本郷2-17-5　ツイン壱岐坂
［電話］03-3812-9420　［FAX］03-3812-7262
［E-mail］info@ryokufu.com
［郵便振替］00100-9-30776
［URL］http://www.ryokufu.com/

装　幀　堀内朝彦
制　作　R 企 画
印　刷　シナノ・巣鴨美術印刷
製　本　シナノ
用　紙　大宝紙業
E1000

kouya OGINO©Printed in Japan　ISBN978-4-8461-0705-5　C0036

◎緑風出版の本

■全国どの書店でもご購入いただけます。
■店頭にない場合は、なるべく書店を通じてご注文ください。
■表示価格には消費税が加算されます

プロブレムQ&A
危ない携帯電話【増補改訂版】
[それでもあなたは使うの?]
荻野晃也著

A5変並製
二三二頁
1900円

携帯電話が普及している。しかし、携帯電話の高周波の電磁場は電子レンジに頭を突っ込んでいるほど強いもので、脳腫瘍の危険が極めて高い。本書は、政府や電話会社が否定し続けている携帯電話と電波塔の危険を易しく解説。

電磁波汚染と健康
ザミール・Ｐ・シャリタ著／荻野晃也、出村守、山手智夫監修／加藤やすこ訳

四六判上製
三七六頁
2700円

現代人は電磁波汚染の中で暮らしているといって過言ではない。本書は体を蝕む電磁波汚染を取り上げ、そのメカニズムを解説し、環境汚染の中で暮らしていく為のアドバイスを、食事療法～サプリメントの摂取まで、具体的に提案。

電力線電磁場被曝
隠蔽する電力会社と政府
ポール・ブローダー著／荻野晃也監訳

四六判上製
三五六頁
2400円

電力線の電磁場によるガンなどの多発が欧米で大問題になり、これを根拠がないとして抑え込もうとする電力会社・政府と市民の攻防が広がっている。本書は、米国の著名な科学ジャーナリストが、電力線電磁場被曝を告発した名著。

死の電流
ポール・ブローダー著／荻野晃也監訳、半谷尚子訳

四六判上製
四四〇頁
2800円

高圧線やＶＤＴから発する電磁波はガン発生等健康への脅威だ——告発する科学者と隠蔽する米国政府・産業界との闘い。科学ジャーナリストである著者が電磁波の危険性を世界に先駆けて提起した衝撃のノンフィクション。